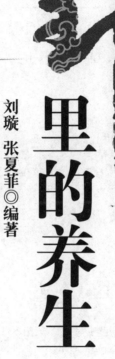

针灸

ZHENJIU LI DE
YANGSHENG

里的养生

刘璇　张夏菲◎编著

西安交通大学出版社
XI'AN JIAOTONG UNIVERSITY PRESS

图书在版编目（CIP）数据

针灸里的养生／刘璇,张夏菲,编著. —西安：西安交通大学出版社，2021.1
ISBN 978-7-5693-1728-2

Ⅰ.①针… Ⅱ.①刘… ②张… Ⅲ.①针灸疗法—养生（中医） Ⅳ.①R245 ②R212

中国版本图书馆 CIP 数据核字（2020）第 081262 号

书　　名	针灸里的养生
编　　著	刘　璇　张夏菲
责任编辑	赵文娟
责任校对	郭泉泉

出版发行	西安交通大学出版社
	（西安市兴庆南路 1 号　邮政编码 710048）
网　　址	http://www.xjtupress.com
电　　话	（029）82668357　82667874（发行中心）
	（029）82668315（总编办）
传　　真	（029）82668280
印　　刷	陕西金德佳印务有限公司

开　　本	720mm×1000mm　1/16　印张　14　字数　126 千字
版次印次	2021 年 1 月第 1 版　　2021 年 1 月第 1 次印刷
书　　号	ISBN 978-7-5693-1728-2
定　　价	37.00 元

若发现印装质量问题,请与本社发行中心联系调换。
订购热线:(029)82665248　(029)82665249
投稿热线:(029)82668805

前言

．．．．

　　纵观古今，健康长寿一直是人们追求的最朴实、最美好的人生目标。养生是指为保持健康而采取一系列积极主动的自我保健措施，目的在于延缓衰老、延长寿命。

　　《黄帝内经·素问》是论述中医理论的经典著作，其内容包含了养生、预防、哲学诸多方面，其中有"圣人不治已病治未病"一说。"治未病"是指预防及早期发现、早期治疗疾病。"已病"，即已经表现出症状的功能性和器质性病变；"未病"，即在未表现出明显症状的疾病发展阶段。《黄帝内经·素问》有言，"夫病已成而后药之，乱已成而后治之，譬犹渴而穿井，斗而铸锥，不亦晚乎"。"治未病"的思想与现代医学的早期发现、早期治疗原则相呼应，强调通过养生调节阴阳平衡，保持身体健康，是最好的治疗方法。

　　针灸作为中华民族用来防病治病和养生保健的重要方法,在《黄帝内经》中也有翔实的记载。《黄帝内经·灵枢》中云"上工刺其未生者也",充分表明了针灸在传统养生医学中的重要地位。及至现代有关针灸疗效和机制的研究,证实了针灸在保健防病、调理亚健康和延缓衰老方面具有独特的优势,通过多方面调节、刺激身体相应穴位,促进整体功能恢复,达到强身健体的目的。

　　未来的医疗保健将强调整体性医疗、顺势治疗、中医中药治疗和针灸治疗,并与健康的生活方式、良好的卫生习惯、合理的营养、适宜的体育锻炼、乐观的情绪、平衡的心态以及西医治疗等相结合,形成未来养生保健的新趋势。本书内容丰富,兼具理论性、专业性、实用性和趣味性,让您从针灸的起源、传统的哲学思想开始了解中医针灸的理论内核,从更全面、系统的视角向读者展示神秘的经络、穴位和针灸的各类特色疗法,读者所关注的养生热点也可以在书中找到答案。希望能让喜爱针灸传统文化的人们从中真正受益。

张夏菲

2020 年 4 月 4 日

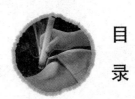

目 录

针灸的起源　01／1

针灸的诞生　　　　　　　　　　　…2

从砭石到毫针　　　　　　　　　　…7

穴位和经络的谜团　　　　　　　　…10

国宝针灸铜人寻踪　　　　　　　　…13

快被现代人遗忘的养生秘诀　　　　…17

艾灸之火的传承——从马王堆开始　…20

针灸不分家　　　　　　　　　　　…23

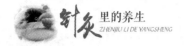

针道无疆　02 / 25

天人合一　　　　　　　　　···26

阴阳学说　　　　　　　　　···28

五行学说　　　　　　　　　···30

上工治未病　　　　　　　　···32

破译经络腧穴密码　03 / 35

经络何以"决生死""调虚实"　···36

人体有多少个穴位　　　　　···39

穴位名称体现了它的个性　　···42

找准自己身体上的穴位   …44

备受推崇的明星穴位   …48

生命之根蒂话"神阙"   …52

三阴交,女性健康的绿色使者   …55

人中,急救要穴   …57

针灸的小常识　04 / 61

针灸的魅力   …62

针刺和灸法的禁忌   …65

气至而有效——关于"得气"   …68

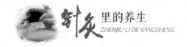

神奇的植物——艾　　　　　　　　　　　　　…70

"若要安，三里莫要干。"——《医说》　　　…72

家庭保健常用的针灸疗法　05 / 75

"针所不为，灸之所宜。"——《黄帝内经·灵枢·官能》　　　…76

古老的拔罐法　　　　　　　　　　　　　　…82

针灸你的耳朵　　　　　　　　　　　　　　…86

刮痧，痛并快乐着　　　　　　　　　　　　…88

什么是穴位敷贴疗法　　　　　　　　　　　…90

三伏贴，三九贴　　　　　　　　　　　　　…93

经络按摩 06 / 97

你应该学会的按摩手法　　　…98

点穴治急症　　　…104

穴位按摩降血压　　　…108

按摩护发进行时　　　…113

牙痛的保健按摩法　　　…115

按摩缓解夜尿频　　　…120

按摩保健眼睛　　　…123

熬夜后如何按摩恢复精神　　　…127

按摩保健提高睡眠质量　　　…128

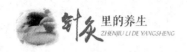

长期久坐的人如何自我按摩　　···130

自我按摩缓解偏头痛　　　　　　···132

乐活针灸　07 / 135

针灸治疗眩晕　　　　　　　　　···136

治感冒,试试针灸吧　　　　　　 ···139

中风的针灸疗法　　　　　　　　···142

辨证治头痛,疗效好神奇　　　　 ···145

针灸还你健康睡眠　　　　　　　···148

耳鸣、耳聋也是针灸的适应证　　···150

针灸戒烟,你准备好了吗　　　　 ···153

针灸如何治疗三叉神经痛 ⋯155

用针灸挽救你的脖子 ⋯157

和竞技紧张说再见 ⋯159

针灸缓解胁肋疼痛 ⋯161

针灸缓解肩周炎的痛苦 ⋯164

轻轻松松做针灸,快快告别网球肘 ⋯166

针灸止呃逆 ⋯168

拯救敏感的湿疹肌肤 ⋯171

改善近视的针灸方 ⋯173

远离慢性疲劳综合征的困扰 ⋯175

通通老便秘法 ⋯177

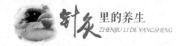

艾灸与养生　08 / 179

艾灸养生的神奇妙用　　　···180

消除疲劳灸　　　　　　　···182

养颜美容灸　　　　　　　···185

减肥降脂灸　　　　　　　···188

强心健脑灸　　　　　　　···191

黑发防脱灸　　　　　　　···194

聪耳明目灸　　　　　　　···197

老年保健灸　　　　　　　···200

女性护理灸　　　　　　　···203

男性强壮灸　　　　　　　···205

灸后调养　　　　　　　　···208

参考文献 / 210

针灸的起源

01

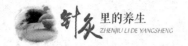
针灸的诞生

针灸学是一门古老而神奇的学科。它起源于中国,具有悠久的历史。针灸的记载最早见于两千多年前的《黄帝内经》一书。两千多年来,针灸疗法不仅在我国流行,而且还传播到了世界各国。那么,究竟是谁发明了针灸呢?

相传,华夏文明的始祖伏羲是中医针灸的发明人,他尝百药而制九针。然而,这只是传说,更多的人认为针灸非一人一时之作。它是在漫长的历史过程中形成的,其理论也随着临床医学经验的积累逐渐完善。

据考古发现推测，远古时期，人们偶然被一些尖硬物体如石头、荆棘等碰撞了身体表面的某个部位，会出现意想不到的疼痛减轻的现象，于是古人开始有意识地用一些尖利的石块来刺身体的某些部位或人为地刺破身体使之出血，

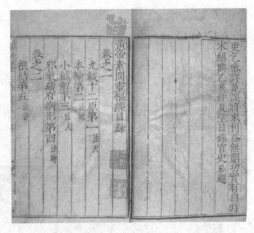

《黄帝内经》

以减轻疼痛。古书上曾多次提到针刺的原始工具是石针，称为砭石。这种砭石出现于距今 8000 至 4000 年前的新石器时代，相当于氏族公社的后期，人们已掌握了挖制、磨制技术，能够制作出一些比较精细的、适合于刺入身体以治疗疾病的石器，这种石器就是最古老的医疗工具——砭石。砭石在当时更常用于外科化脓性感染的切开排脓，所以又被称为针石。《山海经》说："有石如玉，可以为针"，是关于针石的早期记

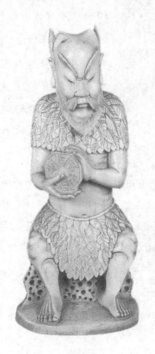

伏羲

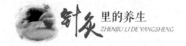

载。中国科学家在考古中曾发现过砭石实物。可以说,砭石是后世针刀工具的基础和前身。至秦汉时期,针具已由石针、骨针、竹针而逐步发展成为金属针。金属针具发展到现在,经历了铜、铁、银、合金及不锈钢针具等阶段。针具的改进,扩大了针刺治疗范围,提高了治疗效果,促进了针灸术的发展。

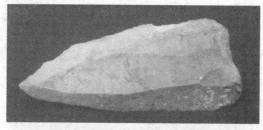

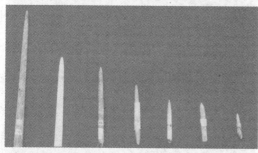

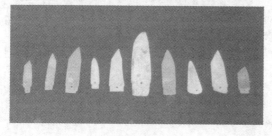

上:新石器时代砭石,20世纪70年代出土于河南淅川下王岗遗址。长7 cm,宽3 cm。尖端锋利,两侧有刃,先民们可用以放血、破痈、去腐肉;现藏于陕西医史博物馆。中、下:玉石针,商周,最长18 cm,最短2.5 cm。现藏于广州中医药大学博物馆。

砭石、石针

火的发现和使用，开启了人类历史的新纪元，同时也为灸法的产生创造了必要的条件。在用火的过程中，人们发现身体某部位的病痛经火的烧灼、烘烤而得以缓解或去除，继而学会用兽皮或树皮包裹烧热的石块、砂土进行局部熨烫，逐步发展为以点燃树枝或杂草烘烤、

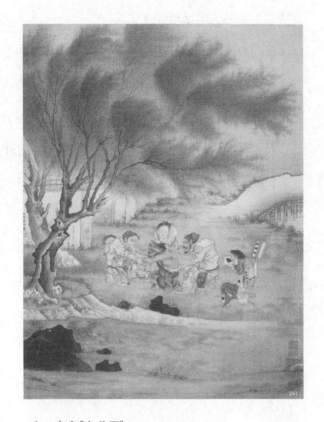

宋·李唐《灸艾图》

图中民间医生正用艾灸法为人治病。

热熏来治疗疾病，这就是灸法的起源。经过长期的摸索，人们选择了易燃而又具有温经通脉作用的艾叶作为灸治的主要材料，于体表局部进行温热刺激，从而使灸法和针刺一样，成为防病治病的重要方法。由于艾叶有一定的药用功效，且具备易于燃烧、资源丰富、便于加工贮藏等特点，逐渐

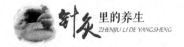
成为最主要的灸治原料。

陪伴着人类走过千年的针灸疗法,和《黄帝内经》这部最早的中医经典著作一样,究竟出自何人之手,我们已经无从查考。不过,值得庆幸的是,人类将针灸疗法一直传承到现在并广泛发展应用,目前针灸应用已广泛涉及各科疾病的治疗和日常养生、保健、美容之中,至今仍在为我们的健康护航。

从砭石到毫针

　　针的前身是砭石。砭石的造型多种多样,有尖状的,有圆形或椭圆形的,但以尖状为主;其治疗作用亦多种多样,包括刺治、放血、按摩、热熨等,而刺治是最主要的。砭石即刺治之石针,它虽然起源于新石器时代,然而其使用的年代却延伸到了青铜器时代乃至早期的铁器时代。

　　在金属针产生以前,人类也曾运用过骨针、陶针、竹针、木针之类,但这些针具都是过渡性的,其使用并不普遍。随着生产力的发展,金属被用来制

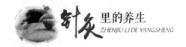

造生产工具,这就为制造金属针提供了前提条件。中国商代及西周均属于青铜器时代,春秋、战国则开始进入铁器时代。青铜针、铁针的出现开启了针灸疗法的新纪元。随着冶炼技术的进步及疗效的提高,金属针逐渐取代砭石得到推广,从而扩大了针刺的使用范围,加快了针灸的发展,进而出现了不同形状的针具,经典中医文献《黄帝内经》中称之为九针。九针不同的形状与性能,提示当时临床上按病症的不同而使用不同的针具。

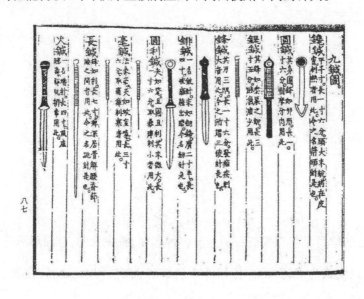

九针

九针包括镵针、员针、鍉针、锋针、铍针、员利针、毫针、长针和大针,其硬度可与砭石相媲美,其弹性、韧性、锋利的程度更优于砭石。由于它有九种不同的形状,在治疗上不但保留了砭石切肿排脓的功能,而且还极大地扩展了用途,具有多种治疗功能。

目前临床上以毫针应用最为广泛。毫针有各种型号和材质,多以不锈钢为材质。这种针有较高的强度和韧性,针体挺直滑利,能耐高热、防锈,不易被化学物品腐蚀。九针中其他的针具或不再使用,或发展成为新的针灸工具,如现在的皮肤针代替镵针,三棱针即锋针,火针代替大针,而芒针则由长针演变而来。

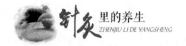
穴位和经络的谜团

经络和腧穴的起源，一直以来都是一个谜。科学家们消耗了不少的人力、财力，花费了几十年的时间进行研究，但至今未能将起源于几千年前的中医经络学说完全解释清楚，而在中国古代，那时的人们是怎样发现和认识了连现代如此发达的科学技术都无法证明和找到其实质的经络的呢？

在20世纪70年代发掘马王堆古墓医书之前，大多数人认为：经络始于相同功能的穴位的归纳，即经络的形成主要是以穴位的主治功能为基础,由功能相似的穴位连接成经络线。具体来说,经络学说的形成,可能通过以下途径:①"针感"传导的观察;②腧穴疗效的总结;③体表病理现象的推理;④解剖、生理知识的启发。

然而,"针感"传导的观察、腧穴疗效的总结、体表病理现象的推理这种以点到线发现经络的观点如果成立的话,是需要经过漫长的时间和有关这一过程的记载,但是并没有发现大量零散记载穴位的医书和在穴位的基础上形成经络这样的历史过程的记录。有持不同意见者提出:对于某些疾病,对痛点的刺激可以缓解症状,有些痛点被现代针灸理论称为阿是穴,但并不是所有的阿是穴都在经络走行线上,也不是所有的腧穴都是阿是穴。也就是说,如果把阿是穴按一定规律连接起来,我们所得到的经络形状可能就不是现在的样子了。

那么,是不是先有经络后有穴位呢? 自从马王堆汉墓出土了《阴阳十一脉灸经》和《足臂十一脉灸经》,有学者提出:经络由感传现象开始,逐渐发展到穴位,即先有感传线路、后有穴位的由线到点的观点。马王堆出土的文献比《黄帝内经》成书的年代要早许多年,而文献中却只记载了十一条经,全无穴位的名称,只有部位的起始,在其后成书的《黄帝内经》所述十二经循行中涉及的穴位名称也只有 13 个,这表明经络并不像现代教科书上推理的那样是从点到线被发现的。经络是由无穴到有穴开始过渡的,即先有经,后有穴。

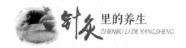

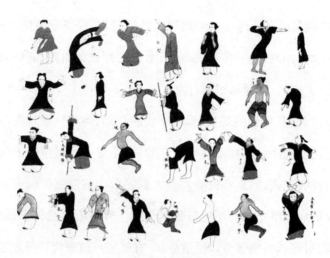

马王堆古墓医书

上述两种观点都有道理,但是,却无法解释经和穴最早是怎样观察出来的。如果说先有穴位,后有经络,那么,最早穴位又是如何确立的呢?如果说先有经络,后有穴位,经络是如何被发现的呢?有人认为,经络可能是古人通过一种与现代思维方式不同的、尚未被现代人普遍认识的另一种思维方式来认识的。

总之,关于腧穴和经络的起源和实质,至今仍是一个谜团。就像金字塔、百慕大一样,人类对经络的探索是不会止步的。

国宝针灸铜人寻踪

距今约 900 年前的北宋年间，一位叫王惟一的医学家铸造了传世珍宝——针灸铜人。

北宋时期，为给针灸经穴制定新的国家标准，宋仁宗诏令国家医学最高机构医官院编撰《铜人腧穴针灸图经》。医官院将这个任务交给了王惟一。王惟一精通医道，尤以针灸见长，他经过 3 年的努力，于 1026 年完成了新的针灸经穴国家标准《铜人腧穴针灸图经》。为便于保存，它又被

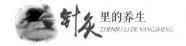
分别刻在5块石碑上。宋仁宗认为"传心岂如会目,著辞不如案形",于是再次诏命,根据《铜人腧穴针灸图经》铸造针灸铜人。

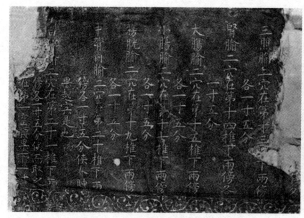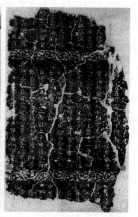

宋代《铜人腧穴针灸图经》残石拓片

1965—1983年,北京古城墙中出土残石7方,此为其中之一残石的拓片。

宋天圣针灸铜人一共两具,均由青铜铸成,身高和青年男子相仿,头部有头发及发冠,上半身裸露,下身有短裤及腰带;人形为正立,两手平伸,掌心向前。铜人被浇铸为前后两部分,利用特制的插头来拆卸组合,体现了当时较高的人体美学和铸造工艺。铜人标有354个穴位名称,所有穴位都凿穿小孔。体腔内有木雕的五脏六腑和骨骼。因此,它不仅可以应用于针灸学,也可应用于解剖学,更为奇特的是它的实用性。宋代每年都在医官院进行针灸考试,考试时将水银注入铜人体内,将体表涂上黄蜡,完全遮盖穴位。应试者只能凭经验下针。一旦准确扎中穴位,水银就会从穴位中流出来。医学史书把这一奇特的现象称为"针入而汞出"。宋天圣针灸铜人是中国乃至世界上最早铸成的针灸铜人。其中一具放在朝廷医官院,用于学医者观摩练习之用。另一具放置在京城(都城汴京)大相国寺的仁济殿,供百姓前来参观。天圣针灸铜人铸成后,被北宋朝廷视为国宝,周边国家也将天圣针灸铜人视为奇异之物。

公元1126年,金兵大举南侵,攻破北宋的都城汴京,大肆掠夺奇珍异宝。从此,一具宋天圣针灸铜人失去踪迹。

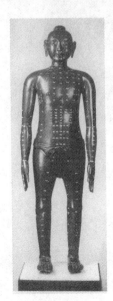

到了明正统八年,历经400多年的风雨洗礼,另外一具宋天圣针灸铜人所标穴位名称已经模糊不清。明英宗诏命仿照宋天圣针灸铜人铸造针灸铜人,同时还仿制了《铜人腧穴针灸图经》。明正统针灸铜人被放置在京城药王庙内,并一直保存到清代。

明景帝时北京失守,战乱中,宋天圣针灸铜人竟不知去向,只剩下明正统针灸铜人。后因清代战乱不断,明正统针灸铜人最终不知流落何处。于是,清太医院为弥补损失,于光绪三十年仿明正统铜人重新铸造了一座铜人,放在太医院内。

光绪铜人

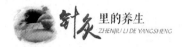
　　1958 年，中国医学代表团访问苏联时发现了一具中国古代的针灸铜人。专家们经过艰难考证，终于认定圣彼得堡国立艾尔米塔什博物馆的针灸铜人是中国明正统针灸铜人。可是，那历经沧桑的宋天圣针灸铜人如今又在哪里呢？

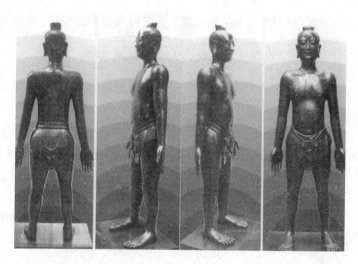

俄罗斯圣彼得堡国立艾尔米塔什博物馆藏明正统针灸铜人

快被现代人遗忘的养生秘诀

　　火把人类与动物界区分开来,伴随着人类的文明和进步薪火相传。考古发现,80万年前的蓝田人和50—60万年前的北京猿人的遗址中就有了用火的遗迹。这表明人类对火的使用,已使先民由"茹草饮水,采树木之实,食蠃蚌之肉"(《淮南子·修务训》)的生食生活过渡到"炮生为熟,以化腥臊"的熟食生活。此后,人类进一步发明了人工取火,我们把发明人工取火的人叫"燧人氏"。无独有偶,在古希腊神话中也有普罗米修

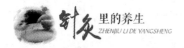
斯盗火种拯救人类的传说。由此可见,有目的地使用火,是人类生存繁衍历程中的一个里程碑。在与自然界的斗争中,火不仅赐予人类温暖、光明和食物,还在与疾病的斗争中扮演着重要的角色。灸,就是中华民族的祖先发明的一种治疗疾病和预防疾病的医疗方法。

灸,灼也,从火,久声。

——《说文解字》

艾灸是中医的一种治疗方法,即用燃烧的艾绒熏灸一定的穴位,以疏通经络,调和气血,达到治病防病的目的。

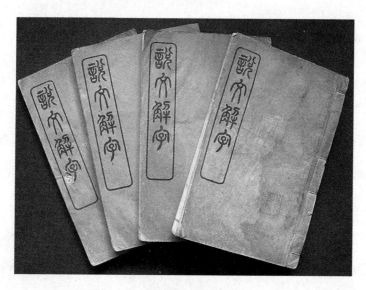

说文解字

灸,从"久"声,形声且会意,也有"久"之意,代表长久、久远的含义。艾灸以火治病,需要"久",重视"久",运用"久"。火和"久"有机结合,才能够达到祛病防病的作用。揣摩古人"久"的内涵,不外乎三个方面。

其一,艾灸施加于身体的穴位上,需要久灸、重灸才能起效。应掌握的原则就是在不损伤皮肤的情况下,使艾灸的刺激达到足量,维持温热效应的持续性,体现"久灸"的特点。

其二,艾灸治病养生要持之以恒,长期坚持使用才能发挥神奇的疗效。张杲在《医说》中就强调"若要安,三里莫要干",持之以恒地亲近灸火,善待自己的身体,生命之火就会更加灿烂。

其三,艾灸的"久"体现在防病养生、益寿延年上,也就是说灸火可以帮助每一个普通人寿至天年。

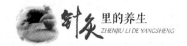
艾灸之火的传承
——从马王堆开始

艾灸疗法是中医学的重要组成部分,也是传统医学中最古老的医疗方法之一。灸法对百余种疾病有较好的疗效,历史上曾广泛应用于临床,为中华民族的繁衍昌盛做出过巨大贡献。

灸法是随着火的应用而产生的,并在其应用实践中不断发展。灸法究竟是何时,由何人发明的已经无从考证。但是,可以肯定地说,早在春秋战国时期,以艾灸治病就已经很流行了,那么艾灸的出现就应该更早。

目前可以看到的艾灸治病的医案不是记录在医书当中,而是记录在史书《左传》中。公元前581年,晋景公得了一场大病,于是请当时的名医秦国太医令医缓来医治。医缓检查晋景公的疾病后说:"疾不可为也,在肓之上,膏之下,攻之不可,达之不及,药不至焉。"晋朝杜预注解,"攻"指艾灸,"达"指针刺。这段文字是说,医缓认为晋景公的病治不好了,因为病位于"肓之上,膏之下",既不能艾灸,也不能针刺,吃药也治不了了。这也是成语"病入膏肓"的来历。虽然医缓没治好晋景公的病,但是我们可以看到在战国时期,艾灸就是一种重要的医疗手段了。

以前,人们认为在医学专著中,灸法最早见于《黄帝内经》。但是,随着考古发现,人们对艾灸的认识也在不断修正。1973年在我国湖南长沙马王堆发掘了三号汉墓,这是一次颠覆历史的重大考古发现。在出土的众多文物中,发现了3篇记载有关经脉和灸法的帛书,是目前见到的早于《黄帝内经》的珍贵医学文献,也把对中医艾灸的认识大大提前了。通过这3篇残缺不全的文字,我们能够初步认识远古先民以火治病的起源、方法和应用。

长沙马王堆三号汉墓出土的帛书《足臂十一脉灸经》《阴阳十一脉灸经》,既是已知最早关于经脉的专著,又是首次记载灸疗的医学典籍。其中提到的11条经脉病证及心痛、癃、癫狂、咯血、耳聋、产马(马刀,即瘰疬)、噎等急难病证共计147种,均可采取灸疗其所属经脉之法进行治疗。而且,其

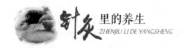
中一些病证甚至可以"久(灸)几息则病已矣"(《阴阳十一脉灸经》甲本)，即有些疾病用艾灸治疗能起到立竿见影的功效。与其同时出土的《五十二病方》《脉法》，则详细地记载了施灸的部位，如"久(灸)足中指"，"久(灸)左胻"，"阳上于环二寸而益为一久(灸)"等。

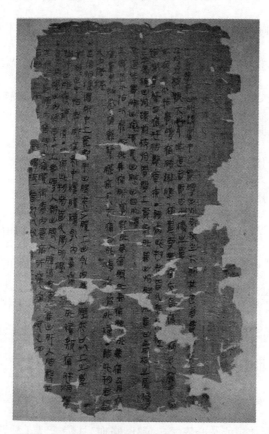

马王堆出土帛书

针灸不分家

针灸治病实际上是针加上灸，或者说针和灸对于治病防病同等重要。

《黄帝内经·灵枢·官能》说："针所不为，灸之所宜"。一方面表明灸法有特殊疗效，针刺、灸法各有所长，灸法有自己的适应范围；另一方面，灸法还可补针药之不足，凡针药无效时，改用灸法往往能收到较为满意的效果。古人对灸法治病进行了长期大量的临床观察和总结，发现灸法不仅能治疗体表的病症，也可治疗脏腑的病症；既可治疗多种慢性病

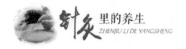

证，又能治疗一些急危重症；主要用于各种虚寒证的治疗，也可治疗某些实热证。其应用范围涉及临床各科，对此，历代医著多有记述。

特别值得一提的是艾灸的保健养生功效，故艾灸又有"保健灸"的美称。

人于无病时，常灸关元、气海、命门、中脘，虽未得长生，亦可

保百年寿矣。

——《扁鹊心书》

针和灸都是很好的治病防病的手段，强强联合岂不更好？于是针、灸合一就应运而生，我们管这种针上加灸的疗法叫温针灸。其适用于既需要留针而又适宜用艾灸的病证。操作方法是，将针刺入腧穴得气后，将纯净细软的艾绒捏在针尾上，或用一段长约 2cm 的艾条，插在针柄上，点燃施灸。待艾绒或艾条烧完后除去灰烬，将针取出。这种

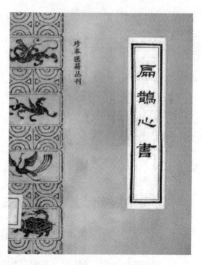

扁鹊心书

简单易行的针灸并用的方法，取针和灸之长，综合治疗。

针道无疆
02

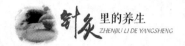
天人合一

　　天人合一是中医学的整体观念，指人体自身的完整性及人与自然环境的统一性。中医学非常重视人体本身的统一性、完整性及其与自然界的相互关系，认为人体是一个有机整体，构成人体的各个组成部分之间在结构上是不可分割的，在功能上是相互协调的，在病理上是相互影响的，同时也认识到人体与自然环境有密切关系，人类在能动地适应自然和一定限度地改造自然，维持着机体的正常生命活动。这种内外环境的统一性和机体自身整体性的思想,就是整体观。

中医学中的整体观念主要体现在两个方面。

人体是一个有机的整体

人体是由若干脏腑、组织和器官所组成的,它们有各自不同的生理功能,而这些不同的生理功能又都是整体活动的一个组成部分。这种整体的联系是以五脏为中心,通过经络系统的联络而实现的,具体表现为:在生理上相互联系、相互制约;在病理上相互影响、相互传变;在诊断上以表知里;在治疗上从整体出发,辨证论治。

人与自然界具有统一性

人体不仅本身是一个整体,而且人体与自然界也存在着对立统一的整体关系。自然环境和自然条件是人类赖以生存的物质基础。同时,自然界的各种变化又直接或间接地影响着人体。如季节气候、昼夜晨昏、地理环境都对人体产生着影响。

由于人与自然界存在着既对立又统一的关系,所以因时制宜、因地制宜、因人制宜也就成为中医治疗学上的重要原则。

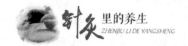
阴阳学说

    阴阳学说是中医学里最重要、最具特色的理论。阴阳的概念既简单又深奥。阴阳是一个抽象的概念，它体现了自然界两个相对立的方面。阴阳既可以代表对立的两个事物，又可代表一个整体中两个对立的方面。

    古人经过长期的观察、总结，逐渐形成了阴阳的概念。阴阳最初的含义是非常朴素的，是就日光的向背而言，朝向日光则为阳，背向日光则为阴。以后随着观察面的扩展，阴阳的朴素含义逐渐得到引申。一般来说，凡是剧烈运动着的、外向的、上升的、温热的、明亮的,都属于阳;相对静止着的、内守的、下降的、寒冷的、晦暗的,都属于阴。以天地而言,天气轻清为阳,地气重浊为阴;以水火而言,水性寒而润下属阴,火性热而炎上属阳。中医学认为,对于人体而言,体表属阳,体内属阴。腹部经常屈曲,因此属阴;背部经常伸展,因此属阳。人体的上部属阳,下部属阴。

阴阳是不断变化的,不会总停留在某一个水平上。阴与阳之间的互相转化往往是阴消阳长,或者阳消阴长,而且量变逐渐积累会发生质变,古人称之为"重阳必阴,重阴必阳"。比如,日出的时候属于阳,阳气逐渐增加,到了中午阳气达到最盛,然后逐渐衰退,到了傍晚转为阴。入夜的时候属于阴,而且阴气逐渐增加,到夜半的时候,阴气最盛,然后逐渐衰退,到了黎明转为阳。

在阴阳之中,还可以进一步划分阴阳。比如,虽然春夏总体上属阳,但是春夏的每一天也有阴阳;一天中的阴阳,根据阴气、阳气的多少,还可以划分为阳中之阳、阳中之阴和阴中之阳、阴中之阴。比如,上午整体属阳,而且是阳气逐渐增加的过程,所以是阳中之阳;下午虽然总体上属于阳,但是由于阳气处于逐渐减少的过程,所以属于阳中之阴。

中医从阴阳角度来认识人体,阴阳间的动态平衡是健康状态;反之,疾病状态则是人体阴阳失衡的结果。

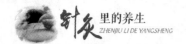

五
行
学
说

　　五行学说是传统中医学的基本哲学理论。五行学说认为,宇宙间的一切现象,都是由木、火、土、金、水五种物质的属性加以抽象推演,借助五种物质之间所存在的相生相克关系,说明人体生理、病理及其与外在环境的相互关系,从而指导诊断与治疗。

　　古人通过长期的生产实践,对五行的特性有明确的认识。如"木曰曲直",木具有生长、能屈能伸、升发的特性。"火曰炎上",火具有发热、温暖、向上的特性。"土爱稼穑",土具有载物、生化的特性。"金曰从革",金具有能柔能刚、变革、肃杀的特性。"水曰润下",水具有滋润、向下、闭藏的特性。

将事物的性质和作用与五行的特性相类比,得出事物的五行属性。如事物与木的特性相类似,则归属于木;与土的特性相类似,则归属于土等。例如:以五脏配属五行,则由于肝主升而归属于木,心阳主温煦而归属于火,脾主运化而归属于土,肺主降而归属于金,肾主水而归属于水。

五行学说中事物又有相生相克、相乘相侮的关系。每一行都是平等的,都体现的是平衡和动态。谁也不能太过,过了就会引起一系列的变化,如身体出现疾病。同样道理,谁也不允许太弱,太弱也会影响其他几行,出现不和谐、失衡,也会产生一系列的变化,使身体出现疾病。

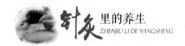
上工治未病

是故圣人不治已病治未病，不治已乱治未乱，此之谓也。夫病已成而后药之，乱已成而后治之，譬犹渴而穿井，斗而铸锥，不亦晚乎！

——《黄帝内经·素问·四气调神大论》

《黄帝内经》中说："圣人不治已病治未病"，就是说疾病应及早治疗，以免给机体带来更大的危害。中医学里的"治未病"思想包含未病先防和既病防变两层意思,涉及防病、治病、康复的全过程。

未病先防

未病先防是说在人体未发生疾病之前,采取各种措施,做好预防工作,以防止疾病的发生。这是中医学预防疾病思想最突出的体现,提示我们在没有生病的健康状态下就应该注意爱护身体,充分发挥主观能动性,增强体质,提高抗病能力;同时能动地适应客观环境,采取各种有效措施,做好预防工作,避免致病因素的侵害,预防疾病的发生。

既病防变

既病防变就是掌握疾病发展和传变的规律,在疾病早期及时采取相应的治疗措施,以遏制病势,阻止疾病发展、传变,并增强抗病能力。

未病先防和既病防变体现了"治未病"的精髓。总之就是在疾病发生之前采取各种预防措施,尽早并及时发现疾病的走势及传变;在疾病的早期采取措施阻止疾病的发展和传变。

破译经络腧穴密码

03

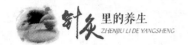
经络何以『决生死』
『调虚实』

　　某些经络看似与实际疾病并无明显关联，而当银针刺入时却能产生神奇的疗效，这是常人所不能理解的。那些从针灸中获益的患者自然会提出这样的问题：针刺人体经络是如何起作用的？

　　对于建立在还原论基础上的西医，这是个无解的谜。而基于宇宙整体观理论认识疾病的中医，却认为经络是运行气血、联系脏腑和体表的通道，是人体功能的调控系统。

中医学认为,经络具有以下作用:联系内外,网络全身;运行气血,协调阴阳;抗御病邪,反映证候;传导感应,调整虚实。

经脉者,所以决生死,处百病,调虚实,不可不通。

——《黄帝内经·灵枢·经脉》

联系内外,网络全身

经络系统由主体部分(十二经脉、奇经八脉、经别、络脉)、内属部分(属络脏腑)和外连部分(经筋、皮部)组成,是人体气血运行的主要通道,也是联结人体各个部分的基本途径。人体的脏腑、器官、皮毛、孔窍、肌肉、筋腱、骨骼等就是依靠经络沟通和联结而成为一个有机整体的。

运行气血,协调阴阳

气血是人体生命活动的物质基础,全身各组织器官只有得到气血的营养才能完成正常的生理功能。经络之气推动气血在经脉中的运行,约束气血的运行轨道,调节气血的容量,对全身脏腑气血阴阳的协调平衡起着总领的作用。

抵御病邪,反映证候

经络内联脏腑,外络肢节,网络周身,当人体正气充足时,经脉之气就

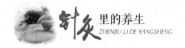
能首当其冲,奋起抵御外邪的入侵;而当人体正气不足,抵抗力下降时,经络便会成为疾病的传入通路,邪气(致病因素)侵入人体,通过经络的传导由表向里、由浅入深地传入内脏及其他部分。故经络具有反映证候的特点。如患某些疾病时,常可在经络循行通路上出现明显的压痛,或结节、条索状等反应物,以及相应的部位出现皮肤色泽、形态、温度等变化。通过望色、循经触摸反应物和按压等,可推断疾病的病理状况。

传导感应,调整虚实

针灸、按摩、气功等方法之所以能防病治病,正是基于经络具有传导感应和调虚实的作用。《黄帝内经·灵枢·官能》说:"审于调气,明于经隧",即是说,运用针灸等治法要讲究"调气"。针刺治疗必须"得气",针刺中的"得气"现象和"行气"现象是经络传导感应现象的表现。

经络的调虚实功能是以正常情况下的协调阴阳作为基础,针灸治疗就是通过适当的穴位和运用适量的刺激方法激发经络本身的功能,调节人体功能,使人体趋向健康平衡的状态。

人体有多少个穴位

穴位学名腧穴。《黄帝内经》论及穴名的腧穴约160个，并有腧穴归经的记载。晋代皇甫谧所著《针灸甲乙经》记载周身穴位349个，除论述了腧穴的定位、主治、配伍、操作要领外，并对腧穴的排列顺序进行了整理，为腧穴学理论和针灸实践的发展做出了重要贡献。北宋王惟一对腧穴重新进行了考证，撰写了《铜人腧穴针灸图经》，详载了354个穴名。元代滑伯仁所著《十四经发挥》载经穴穴名亦为354个，并将全身经穴按循行顺序排列，称"十四经穴"。明代杨继洲《针灸大成》载经穴名359个，并列举了辨

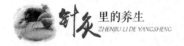

证选穴的范例,充实了针灸辨证施治的内容。清代李学川《针灸逢源》定经穴穴名361个,并延续至今。按传统的分类方法可将腧穴大致分为三大类。

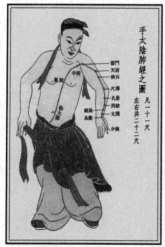
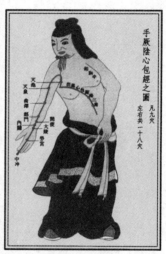
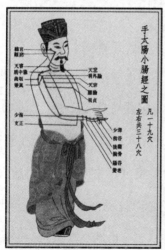
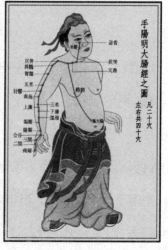

十二经脉图(部分)

阿是穴

阿是穴是指既无固定名称,亦无固定位置,而是以压痛点或其他反应点作为针灸施术部位的一类腧穴,有"敏感点"之称。"阿是"之称来源于唐代。因按压痛处时,患者往往会发出"啊……是"的声音,故得名。

经穴

十二经脉与任脉、督脉的腧穴称"十四经穴",是腧穴的主要组成部分,共有 362 个穴。

奇穴

奇穴是临床逐渐发现的有奇效的穴位,是指既有一定的名称,又有明确的位置,但尚未归入或不便归入十四经系统的腧穴。这类穴位多对某些症状有特殊疗效,如头上的太阳穴可治头痛等。

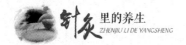
穴位名称体现了它的个性

气穴所发，各有处名。

——《黄帝内经·素问·阴阳应象大论》

　　古人对腧穴的命名均有一定的依据和含义。历代医家主要是根据腧穴所在的部位或主治作用，结合自然现象和医学理论等，采用取类比象的方法为其命名的。所以，了解腧穴名称的含义及其命名依据，对于熟悉和牢记其定位与主治作用颇有裨益。

◇根据所在部位命名

例如腕骨、完骨、大椎、耳门、乳中等,对这一类腧穴,知其名称即可确定其所在部位。

◇根据治疗作用命名

例如睛明、光明、四白均有明目之效;水分、水道皆有利水消肿之功。对这一类腧穴,从名称就可知道它们的主治功能。

◇利用天体地貌命名

这类腧穴根据自然界的天体名称结合腧穴所在部位的形态或气血流注的状况而命名,例如日月、上星、太乙、承山、合谷、水沟等。

◇参照动植物形象命名

例如伏兔、鱼际、鹤顶等以动物形象命名;而攒竹、丝竹空、口禾髎等则以植物形象命名。

◇借用建筑物命名

例如天井、玉堂、巨阙、中府、劳宫等以建筑物名称命名。

◇结合中医学理论命名

例如,心俞、肺俞等背俞穴均以脏腑名称命名;阴交、阴都、至阳、会阳、阳池、会阴、阳交等穴以阴阳理论命名。

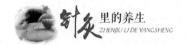
找准自己身体上的穴位

穴位找准了，才能取得好的效果。下面是准确取穴的常用方法。

骨度分寸定位法

骨度分寸定位法是指以骨节为标志，将两骨节之间的长度折量为一定的分寸，用以确定腧穴位置的方法。不论男女、老少、高矮、胖瘦，都可以按一定的骨度分寸在其自身测量取穴。该方法准确性较高。

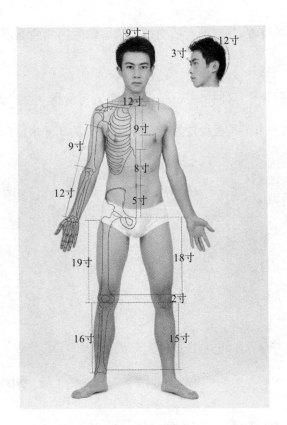

骨度分寸折量

手指同身寸定位法

手指同身寸定位法是指以患者本人的手指为标准来量取腧穴的方法。

◇**拇指同身寸**：是以患者拇指的指间关节的宽度为1寸来定穴。

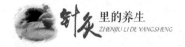
◇**中指同身寸**:是以患者的中指中节屈曲时内侧两端横纹头之间作为 1 寸来定穴。

◇**横指同身寸**:又叫"一夫法",是让患者将食指、中指、无名指、小指并拢,以中指中节近端横纹处为准、四指横量作为 3 寸来定穴。

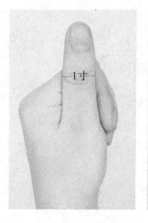
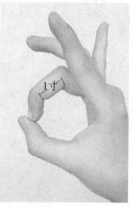
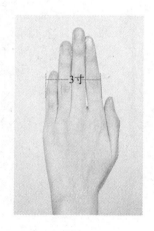

| 拇指同身寸 | 中指同身寸 | 横指同身寸 |

体表解剖标志定位法

体表解剖标志定位法是以人体解剖学的各种体表标志为依据来确定腧穴位置的方法。

(1)固定的标志:指人体各部位由骨节、肌肉所形成的突起、凹陷、五官轮廓、发际、指(趾)甲、乳头、肚脐等在自然姿势下外表可见的标志,可以借助这些外表的标志确定腧穴的位置。例如,以内踝尖为标志,在其上

3寸,胫骨内侧缘后方取三阴交;脐中为神阙,其旁开2寸取天枢等。

(2)活动的标志:指人体各部的关节、肌肉、肌腱、皮肤随着人体的活动而出现的空隙、凹陷、皱纹、尖端等外表标志,据此可确定腧穴的位置,如在耳屏与下颌关节之间,微张口呈凹陷处取听宫。

简便取穴法

简便取穴法是常用的简便易行的取穴方法。例如,两手虎口交叉,一手食指压在另一手腕后高骨的上方,其食指端到达之处取列缺;立正姿势,两手臂自然下垂,中指端在下肢所触及之处为风市;两耳尖直上取百会。

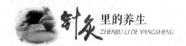

备受推崇的明星穴位

古代针灸医家在人体上精挑细选了四个常用的穴位,创造了著名的"四总穴歌":肚腹三里留,腰背委中求,头项寻列缺,面口合谷收。四个穴位把头面、胸腹、后背的病症都包括了。那么,这四个穴位究竟有什么特点呢?

足三里

足三里位于外膝眼下 3 寸,胫骨前嵴外 1 横指。

足三里是胃经的穴位。中医学认为脾胃为"后天之本"，人体生长发育离不开脾胃供给营养，所以刺激足三里可使胃气强壮。而胃气盛，则气血充盈，病邪难侵。实验证明，刺激足三里能够调节肠胃的蠕动，所以对于各种常见的消化系统疾病有很好的疗效。经常按摩或艾灸足三里，能防病健身、抗衰延年。

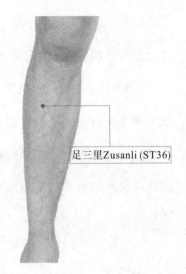

足三里

一切病皆灸三里三壮。

——《千金翼方》

委中

委中在腘窝横纹中点，股二头肌腱与半腱肌肌腱的中间，即腿后部膝窝的中点。

委中是膀胱经上的穴位。它是膀胱经的合穴及下合穴，具有舒筋通络、散瘀活血、清热解毒等作用。除了治疗所在部位的疾病（如小腿部的疲劳、膝关节的屈伸不利、下肢的痿软或僵硬），还能解决远端部位的问题

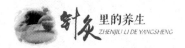

（如坐骨神经痛、腰肌劳损、项部酸痛等），以及膀胱腑的疾病（如小便不利、膀胱炎症等）。现代研究证明：针刺委中穴对膀胱功能有调节作用。对处于高度紧张状态的膀胱，针刺能使其松弛，内压下降；对松弛状态的膀胱或尿潴留者，针之可引起膀胱收缩，内压升高。

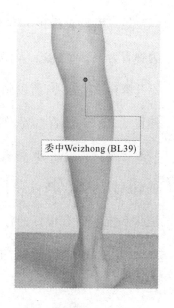

委中

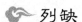列缺

列缺在前臂桡侧缘，桡骨茎突上方，腕横纹上1.5寸处，当肱桡肌与拇长伸肌腱之间。两手虎口自然交叉，食指尖下即为列缺。

古称雷电之神为列缺，雷电闪，则云开

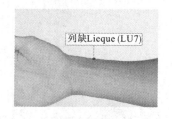

列缺

雾散，一派清爽。所以列缺能使人头目清利，是治疗头部、颈项部疾病最常用穴位之一，常用于治疗头痛与偏头痛、面神经麻痹、三叉神经痛、颈项痛等症。它是手太阴肺经的络穴，所以还能治疗肺经的问题，诸如咳喘、咽喉痛等。

合谷

合谷在手背,第1、2掌骨间,平第2掌骨中点。大拇指与食指相并合拢时,手背第1、2掌骨之间,肌肉形成的最高点处即为合谷。

合谷穴在大肠经上。合,有合拢的意思。此穴位于大拇指和食指的虎口间,拇指、食指像两座山,虎口似一山谷,合谷穴在其中,故得此名。大肠经上行头面,环循口唇,所以它可用于治疗一切与面部疾病有关的病症,如头面汗出、扁桃体炎、咽喉肿痛、面神经麻痹、面神经炎、周围性面瘫、张口困难、迎风流泪等症。合谷还是镇痛有效、常用的穴位,一直为历代医家所推崇,临床医生常用合谷治疗牙痛、子宫收缩痛、头痛、三叉神经痛、腹痛、手臂疼痛等一切实证疼痛。

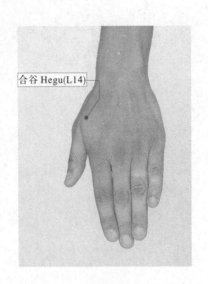

合谷

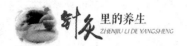
生命之根蒂话『神阙』

神阙位于肚脐中央，是养生要穴，古代医家称神阙为"先天之本源，生命之根蒂"。

本穴喜熨灸而禁针刺，具有温肾壮阳、健运脾胃、回阳固脱之功，多用于老年人元气虚弱、中气不足及阳气虚脱之证，对消化不良、腹泻、下痢、虚喘等有防治作用。神阙的保健方法常有按摩、灸法和穴位贴敷疗法，其中以按摩法最简便，灸法最有效。

神阙灸

神阙穴位于肚脐,皮薄凹陷,临床艾灸多采用间接隔物灸。常用的填塞药物有鲜姜片、附片、葱白、蒜泥、食盐、药膏等。如治疗急性腹痛、吐泻、痢疾、四肢厥冷和虚脱,可令患者仰卧屈膝,用干燥的食盐(以青盐为佳)填敷于脐部,或于盐上再置一薄姜片,用艾炷施灸。凡大汗亡阳之脱证,可用大艾炷连续施灸,不计壮数,直至汗止,体温回升,症状改善为度。

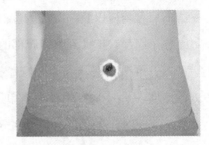

神阙灸

脐疗

脐疗是穴位贴敷疗法的一种。脐疗顾名思义,是将药物放在脐部,上面用胶布或纱布等覆盖固定,以防治疾病的一种方法。我国现存最早的医药方书《五十二病方》中就有肚脐填药、敷药、涂药的记载。所使用的药物多具有较强的渗透性,可以根据不同的病症选用不同的药物。如散表寒可选生姜、葱白;温里寒可选附子、肉桂等。如治疗外感风寒所致的咳喘,可用麻黄、杏仁、甘草等份,共研细末,葱白两根捣烂,共同敷贴脐中,胶布固定,半日后取下,午后再敷,每天 2 次,2 天即可好转或痊愈。

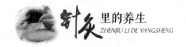
🌀 按摩神阙

　　掌心放在神阙穴上，施加一定的压力按摩，手法宜轻柔而缓慢，但每一方向旋摩均应以腹部微汗为度。按摩范围可以神阙穴为中心，逐渐扩大至整个腹部。扩大到整个腹部的时候，手掌施加的压力可小一些，不必带动皮下组织，手掌与皮部形成摩擦，产生热感。大便正常者，顺、逆时针方向按揉各 5～10 分钟，便秘者单用顺时针方向按揉 5～10 分钟，大便稀薄者单用逆时针方向按揉 5～10 分钟，可以在早起和晚睡前进行。但腹部有急性炎症、恶性肿瘤、外伤、皮损型皮肤病的患者不能采用此法。

三阴交，女性健康的绿色使者

三阴交穴位于两足内踝上 3 寸、胫骨内侧后缘。在中医经络学说中，它属于足太阴脾经。之所以称之为"三阴交"，是因为脾、肝、肾三条阴经经脉恰好在此处交会。也就是说，三阴交穴关系三条经脉及其相联系的内脏。刺激此穴可同时调节这三条经络的气血。肾藏精，为先天之本；脾为气血生化的源泉，是后天之本；肝主藏血。三经气血调和，则先天之精旺盛，后天气血充足。针灸该穴具有健脾益气、滋补肝肾、除湿通络等功

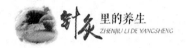
效。它是治疗妇科疾病最常用的穴位之一,常用于治疗月经不调、子宫功能性出血、阴挺、白带异常、不孕、难产、产后恶露不尽等症。

女性痛经,可用食指指腹在三阴交穴点按,使产生酸胀感,这种方法对疼痛有减轻作用。深受更年期困扰的女性可以用手按住此穴用力按压,以稍有酸胀感为佳,每次按摩3～5分钟,或每天坚持用艾条灸疗,

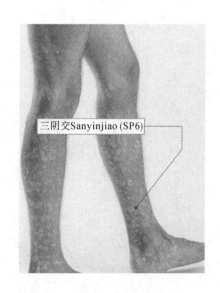
三阴交Sanyinjiao (SP6)

三阴交

每次灸治的时间10～20分钟,至皮肤微红发烫为止。按压三阴交,还可以辅助治疗月经不调、功能性子宫出血、带下过多等多种妇科病症。若体质偏虚寒的女性,则适宜用艾灸的方法,将艾条点燃后对准穴位悬灸,每次10～15分钟,以局部温热为度,每日或隔日一次,长期坚持可调经及防治妇科病症,强壮身体。临睡前艾灸该穴还可以起到安眠的效果。

人中，急救要穴

人中穴也称水沟穴，位于人体面部口鼻之间，人中沟的上 1/3 与中 1/3 交点处。历代医家认为，人中穴是一个重要的急救穴位。手指掐或针刺该穴位是一种简单有效的急救方法，能回阳救逆，醒神开窍，宁心安神，可治疗休克、昏迷、晕厥、低血压、药物中毒、一氧化碳中毒、药物过敏及全身麻醉过程中的呼吸停止等，还可用于中暑、癔症、腰扭伤、癫痫、脑病、便秘、腰脊痛、感冒及各类鼻炎的治疗。人中穴为督脉与手、足阳明经

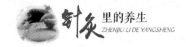
交会穴,手、足阳明经循行于口、齿、鼻、面部,人中穴位于口之上、鼻之下,因此还可祛风通络,治疗鼻塞、鼻衄、风水面肿、齿痛、牙关紧闭。

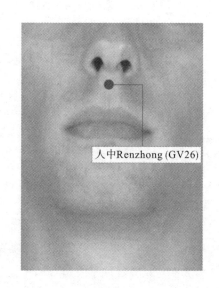

人中穴

晕厥

晕厥多见于西医的休克、虚脱、昏厥、中暑、低血糖昏迷等。人中常作为治疗晕厥的首选穴,针刺时针尖朝向鼻中隔,强刺激。一般轻度昏迷者可立即见效,重者可用三棱针点刺人中放血;也可以拇指代针掐压人中穴,施以强刺激手法,点掐 3～5 分钟。

中暑

夏季高温中暑,患者出现恶心、呕吐、胸闷、头晕、嗜睡、虚脱,严重时抽搐、惊厥甚至昏迷。这时可立即指压人中穴,力量由轻到重,予以强刺激,时间 5 分钟,此法可醒神开窍,泄热解毒,息风止痉,缓解中暑症状。如果是轻度的头昏,可以用指肚按揉人中穴,每次持续数秒,按揉 2～3 分钟一般即可缓解症状。

急性腰扭伤

急性腰扭伤时,患者出现腰痛,特别是腰脊正中强痛,痛不可忍,活动不能。施救者可用大拇指用力点掐人中,并配合按压腰痛点及委中穴(腘横纹中点),以舒筋活络,活血止痛,力度以局部有酸、麻、胀、痛感为宜,每穴各3分钟。

腿脚抽筋

遇到腿或脚发生抽筋时,可立即用大拇指和食指捏住人中穴,用力捏20~30秒钟后,一般抽搐的肌肉可松弛,疼痛会缓解。

癫症发作

癫症有肢体痉挛或意识障碍等表现时,强刺激人中穴,针刺、放血均可。治疗后大多数患者可立即停止发作。

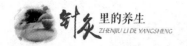
针
灸
的
魅
力

　　针灸在中国有两千多年的历史,对许多疾病都有较好的疗效。1979
年世界卫生组织(WHO)提出并建议在全世界推广应用针灸治疗 43 种
病症。2002 年又将这 43 种针灸治疗适应证更新为 4 类 107 种病症。近
些年,中国学者对针灸病谱的研究结果表明,针灸对 16 类 461 种病症可
发挥治疗作用。针灸对下述疾病的治疗效果较好。

　　(1)神经及精神系统病症:中风、偏头痛、三叉神经痛、坐骨神经痛、

周围性面神经麻痹、神经衰弱、癔症、癫痫、肋间神经痛、精神分裂症、外伤性截瘫、臂丛神经痛、外周性神经损伤、头痛。

(2)呼吸系统病症:支气管哮喘、急性支气管炎、慢性支气管炎、上呼吸道感染、急性扁桃体炎。

(3)消化系统病症:胃下垂、消化性溃疡、腹泻、急性胃炎、慢性胃炎、神经性呕吐、便秘、胃肠神经症、膈肌痉挛、胃酸过多症、急性肠胃炎、慢性肠炎、贲门痉挛、细菌性痢疾。

(4)妇科病症:痛经、闭经、功能性子宫出血、子宫脱垂、子宫肌瘤、不孕症、盆腔炎。

(5)循环系统病症:高血压病、冠心病、心绞痛、心律失常、心脏神经症。

(6)皮肤科病症:荨麻疹、带状疱疹、神经性皮炎。

(7)内分泌系统病症:单纯性甲状腺肿、糖尿病、甲状腺功能亢进。

(8)骨关节和肌肉结缔组织病症:颈椎病、类风湿关节炎、肩关节周围炎、腰痛、风湿性关节炎、骨性关节炎、急性腰扭伤。

(9)五官科病症:慢性鼻炎、咽炎、结膜炎、鼻出血、牙痛、神经性耳聋、神经性耳鸣、耳源性眩晕、视神经萎缩。

(10)泌尿生殖系统病症:阳痿、前列腺炎、慢性肾炎。

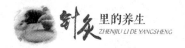
（11）儿科病症：小儿遗尿病、脊髓灰质炎后遗症。

（12）外科病症：胆结石、肠梗阻。

针灸疗法的优点

◇**疗效显著**：针灸对很多疾病有立竿见影的效果。如针灸治疗周围性面瘫、火针治疗陈旧性软组织损伤等。

◇**操作简便**：治疗工具简单，无须特殊设备。

◇**易学易用**：学习针灸，只要能记住常用穴位的部位和它的主治证，熟练操作方法，认识疾病，就可以在家中给自己及家人保健治疗。

◇**适应证广**：针灸治疗适用于内科、外科、妇科、儿科、传染科、五官科等各科多种疾病。研究表明，针灸对400多种病症可发挥治疗作用。

此外，针灸还具有经济安全、防治结合的特点。

针刺和灸法的禁忌

针刺的禁忌

（1）患者在过于饥饿、疲劳、精神紧张时，不宜立即进行针刺。对身体瘦弱、气虚血亏的患者，进行针刺时手法不宜过强，并应尽量选用卧位。

（2）妇女怀孕三个月者，不宜针刺小腹部的腧穴。若怀孕三个月以上者，腹部、腰骶部腧穴均不宜针刺。三阴交、合谷、昆仑、至阴等一些通

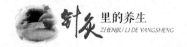
经活血的腧穴,在怀孕期应禁刺。妇女行经时,若非为了调经,亦慎用针刺。

(3)小儿因难以配合,一般不留针。婴幼儿囟门未合时,头项部的腧穴不宜针刺。

(4)有出血性疾病的患者,或常有自发性出血、损伤后不易止血者,不宜针刺。

(5)皮肤有感染、溃疡、瘢痕或肿瘤的部位,不宜针刺。

(6)眼区、胸背、肾区、项部,胃溃疡、肠粘连、肠梗阻患者的腹部针刺时应掌握深度和角度,禁用直刺,防止误伤重要脏器。

(7)针刺对某些病症确实有极好的疗效,但并非万能,特别是一些急危重症,应根据情况及时采取综合治疗,才能更有利于患者,也可充分发挥针刺的作用。

(8)对尿潴留等患者,在针刺小腹部的腧穴时,也应掌握适当的针刺方向、角度、深度等,以免误伤膀胱等器官出现意外。

灸法的禁忌

灸法适用范围广泛,但和其他的穴位刺激疗法一样也有其禁忌。大致包括以下几方面。

◇**禁灸部位**：古代文献中有不少关于禁灸穴位的记载，但各种书籍之间互有出入，颇不一致。从临床实践看，其中多数穴位没有禁灸的必要。而部分在头面部或重要脏器、大血管附近的穴位，则应尽量避免施灸或选择适宜的灸法，特别不宜用艾炷直接灸。另外，孕妇小腹部亦禁灸。

◇**禁忌证**：凡高热、吐血、中风闭证及肝阳头痛等症，一般不适宜用灸疗，但并非绝对。

◇**其他禁忌**：过饱、过劳、过饥、醉酒、大渴、大惊、大恐、大怒者，慎用灸疗。另外，近年来还发现少数患者对艾叶过敏，此类患者可采用非艾灸疗法或其他穴位刺激法。

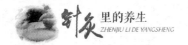
气至而有效——关于『得气』

得气，是中医针灸的专业术语，也称为针感。毫针刺入腧穴一定深度后，施以提插或捻转等手法，使针刺部位获得经气感应，谓之得气。得气是针刺产生治疗作用的关键，也是判定患者经气盛衰、病候预后、正确定穴、行针手法、针治效应的依据。古今医家都十分重视针刺得气。

刺之要，气至而有效。

——《黄帝内经·灵枢·九针十二原》

轻滑慢而未来,沉涩紧而已至……气之至也,如鱼吞钩饵之

浮沉;气未至也,如闲处幽堂之深邃。

——《标幽赋》

针灸时如果得气,患者的针刺部位会有酸胀、麻沉等自觉反应,有时出现热、凉、痒、痛、抽搐、蚁行等感觉,或呈现沿着一定的方向、部位传导和扩散的现象。当患者有自觉反应的同时,医生也可体会到针下沉紧、涩滞或针体颤动等反应。若针刺后未得气,患者则无任何特殊感觉或反应。上述针感通过腧穴、经络的传导,作用于全身各个组织、器官、脏腑等,从而起到调节阴阳、调理气血的目的。

针刺中的得气与患者的体质强弱、病情轻重、正气的盛衰及针刺部位、医者的技术有密切的关系。患者病轻体壮、正气充沛,针刺部位准确,医者技术熟练,得气就快。如果患者病程较长、正气虚弱致经气不足或其他因素致局部感觉迟钝者,可采取行针催气或留针候气的方法,促使针下得气。针刺过程中,医者必须全神贯注,思想集中,细心体察和耐心等待;患者也要集中精力,感觉传导的部位、性质和速度,因为得气反应瞬间就会消失,如不注意就会错失机会。

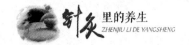
神奇的植物——艾

药用植物艾为菊科多年生草本植物,植株高 45～120 cm,生长于路旁、草地、荒野等处,大部分地区都有分布,取材方便。春夏之交,花未开、叶茂盛时采摘,晒干或阴干。干燥的叶片,多皱缩破碎,有短柄,叶片略呈羽状分裂,裂片边缘有不规则的粗锯齿。艾叶上面呈灰绿色,生有软毛,下面密生灰白色绒毛,质柔软,气清香,味微苦辛。挑选时以叶片下面呈灰白色、绒毛多、香气浓郁者为佳。

艾性味苦,辛,温。《本草纲目》载其:苦而辛,生温,熟热,入脾、肝、肾经。艾气味芳香、苦燥辛散,能理气血、温经脉、逐寒湿、止冷痛,为妇科要药。艾的主要功效为温经散寒,行气通络,扶阳固脱,祛风湿、止疼痛,常用来治疗脘腹冷痛,经寒不调,宫冷不孕等证,如成药艾附暖宫丸。艾叶炒炭有止血而不留瘀之

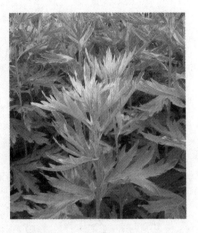

艾

功,可用来治疗虚寒性月经过多,崩漏带下,妊娠胎漏,如名方胶艾汤。煎汤外洗可治湿疮疥癣,祛湿止痒。艾叶是一种广谱抗菌抗病毒的药物,艾叶烟熏法是一种简便易行的防疫法,在我国已经有几千年的历史,至今还保留着五月初五端午节各家各户"插艾蒿,熏艾叶"的习俗。

现在广泛应用的是把艾叶捣绒,制成艾条、艾炷,外灸以散寒止痛,温煦气血,祛病强身。《本草纲目》曰:"凡用艾叶,须用陈久者,治令细软,谓之熟艾,若生艾灸火,则伤人肌脉。"陈艾,也称熟艾,因为艾叶具有生用则寒,熟用则热的区别,所以日常艾灸要选质优的陈艾绒才有好的疗效。

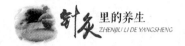
「若要安，三里莫要干。」
——《医说》

古人云"家有三年艾，医生不用来"，说的就是使用艾灸进行家庭自我调治。张杲在《医说》中强调"若要安，三里莫要干"，就是在足三里穴上进行化脓灸，灸疮未愈之前称为不干。这说明反复重灸足三里，可以起到预防保健作用。三里养先天之气，灸之可使元气不衰。由此可见，祛病养生并不复杂，很多简单易行的方法就流行于民间。

古人认为"以灸散郁，则病随已"，也就是说灸法通过解郁来治病防病。"郁"是致病的主要因素,而艾灸就能够散郁,解郁。

《医学入门》说:"虚者灸之,使火气以助元阳也;实者灸之,使实邪随火气发散也;寒者灸之,使其气复温也;热者灸之,引郁热之气外发",可见,不管虚实寒热皆可灸。因此,家庭自灸正当其时,有病治病,无病强身。既简单易行,又疗效显著。

现代医学研究证明,艾灸保健穴位,可以调节脏腑功能,促进新陈代谢,提高免疫力。长期自灸保健穴位,能够达到调和阴阳,健脾和胃,固本培元,补中益气,强壮全身,祛病延年的效果。

广大民众喜闻乐见的传统保健灸有很多,比如秋分时灸足三里可以强壮脾胃,预防胃肠病;隔盐灸肚脐可以治小儿腹泻等。

灸法健身防病,男女老幼皆可应用。没有什么诀窍,贵在坚持,只要坚持使用,个人和家庭都能从中受益。

家庭保健常用的针灸疗法

05

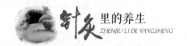
『针所不为，灸之所宜。』

——《黄帝内经·灵枢·官能》

艾灸材料

◇**艾绒**：将艾叶晒干后，捣春至极细，除去杂质，如纤绒样。

◇**艾炷**：将艾绒揉成塔形小体即艾炷。其大小可分三种：小者如粟粒，稍大者如半个枣核，大者如拇指。

◇**艾条**：以艾绒或掺入芳香温通之中药细粉，制成条状（直径约

1.5 cm)即成艾条。

操作方法

1.艾炷灸法

◇**直接灸:**将艾炷直接放在穴位上烧灼,一般用小艾炷。根据烧灼的程度不同,又可分为瘢痕灸、无瘢痕灸两种。

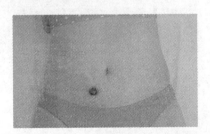

直接灸

瘢痕灸:将小艾炷置于穴位上燃烧,至整个艾炷燃完,另换一炷继续点燃。此法能使局部皮肤灼伤起泡,化脓结疤,故又称化脓灸。一般在6周左右施1次,或者在三伏天进行1次。瘢痕灸对于某些顽固性疾病有一定疗效,但因操作麻烦,患者有一定痛苦,故很少使用。

无瘢痕灸:用中等艾炷置于穴位上点燃,待艾炷烧剩1/2或1/4,此时患者感到舒适而稍有灼热感,即将未燃尽之艾炷去掉,另换一炷置于原穴位上再灸。此法是常用的灸法,适用于身体虚弱的慢性病患者。

◇**间接灸:**亦称隔物灸,即在皮肤和艾炷之间加一层垫衬物,使艾炷

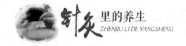
不直接和皮肤接触,仅有热的传导。常用的间接灸法有以下几种。

隔姜灸:切0.1~0.2 cm厚的鲜姜1片,用针在其上扎许多细孔,平置在施灸的皮肤上,上面再放艾炷灸之。当患者感到灼热时,即另换一炷,直灸至局部红润灼热为止。对皮肤薄嫩的患者,可以减少壮数,以免灼伤皮肤。此法不但发挥了艾灸的作用,而且发挥了生姜散寒通经的作用。

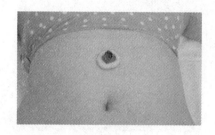

隔姜灸

隔蒜灸:与隔姜灸方法相同,仅以独头蒜片代替姜片。此法除可灸穴位外,还可以在未化脓的肿疡上施灸。

附子饼灸:用制附子细末,以酒调和做成小饼,直径约1.5 cm,中间穿孔,上置艾炷灸之。

隔盐灸:将干净食盐炒后填平肚脐,上置大艾炷灸之。

2.艾条灸

◇**温和灸**:将艾条的一端点燃后,对准应灸的腧穴,保持一定的距离进行熏灸,使局部有温热感,连续熏灸5~10分钟,至局部皮肤发红为止。

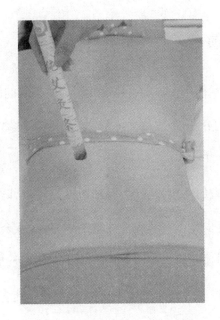

艾条灸

◇**雀啄灸：**施术时将艾条燃着的一端，对准皮肤腧穴一上一下如麻雀啄食似的施灸，须注意不要烫伤患者皮肤；也可均匀地向左右移动或反复旋转施灸。

3. 温针灸

温针灸是针刺与艾条结合使用的一种方法，适用于既需要留针又需施灸的疾病。针刺得气后，毫针留在适当的深度，将艾绒捻裹于针柄上燃烧，使针刺局部略感温热。其作用是在针刺的基础上，借艾火热力以温通经脉、宣行气血，用来治疗寒湿痹痛、肢冷麻木等症。

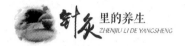

注意事项

施灸的量,包括使用艾炷的大小、多少,或艾灸时间的长短,均应以患者的病情、体质、年龄、施灸部位来决定;艾炷灸一般灸 3 ~ 7 壮,艾条灸一般灸 5 ~ 10 分钟。

灸治恰当、适宜的次数和强度,有助于提高疗效,防止不良反应的发生。病情轻浅的要少灸、轻灸,病情深重的要多灸、重灸。要根据身体的不同部位施加不同强度的艾灸。头面是诸阳汇聚之处,胸膈是君火、相火之地,不宜再施加过多的火气;腹背阴虚有热的也不能多灸。在人一身当中,四肢穴位比较适合艾灸。上肢和骨关节应该浅刺、少灸,下肢和肌肉丰厚处可以深刺、重灸。

定灸量时还应该考虑天时、地理、气候等因素,如冬天灸量宜大,才能祛寒通痹,助阳回厥;夏季宜少灸或轻灸,才不会造成上火伤阴。北方寒冷,灸量宜大;南方气候温暖,灸量宜小。

不同年龄、体质和性别的人,其阴阳气血的盛衰及对艾灸的耐受性也是不同的。老年或体弱的人使用保健灸,灸量宜小,但须坚持日久;而壮年者随年龄由小至大可递增壮数。

至于灸的程度,施灸后患者自觉温热舒畅,直达深部,经久不消,停灸多时,尚有余温,才算到家。不管灸治哪个穴位,都要"足量",热力要能够深入体内,直达病所。为了防止施灸时出现的痛苦,可以采取隔日灸的办法。

艾灸结束时还应注意,必须将燃着的艾绒熄灭,以防复燃引起事故。

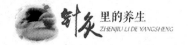
古老的拔罐法

拔罐法是借助热力或其他方法排出罐中的空气,形成负压,使罐具吸附在皮肤上,引起瘀血现象的一种治疗方法,早在中国晋代已开始应用。拔罐时使用的罐具种类有很多,如竹罐、陶瓷罐、金属罐(铜罐或铁罐)、玻璃罐、抽吸罐等。现代以玻璃罐和抽吸罐使用最广。

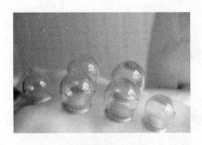 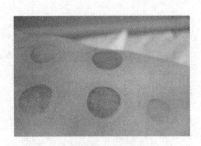

拔罐 拔罐后的皮肤

以器具分类

这里仅介绍常用的火罐法和抽气罐法。

1. 火罐法

火罐法属于传统方法,它利用燃烧时的热力排去空气,使罐内形成负压,将罐具吸附于皮肤上。火罐法分为投火法、闪火法、贴棉法及架火法四种。

◇**投火法**:用蘸有95%的乙醇的棉球(注意,不可蘸得太多,以免火随乙醇滴燃,烧伤皮肤)或纸片,点燃后投入罐内,迅速扣在所选的部位。扣时要侧面横扣,否则易造成燃烧的棉球或纸片烧伤皮肤。

◇**闪火法**:用镊子夹住乙醇棉球,点燃后,在罐内绕一两圈或稍作短暂停留后迅速退出,将罐扣在施术部位上。

◇**贴棉法**:将直径2 cm的乙醇棉片贴敷于火罐内壁底部,点燃后迅

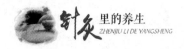

速扣于所选部位。

◇**架火法**：用一个不易燃烧及传热的块状物，上置乙醇棉球，放在选定部位，点燃后，扣以火罐。

上述各法中，以闪火法和架火法最为安全，用得较多。但闪火法要求动作熟练，否则火罐往往不易拔紧；不可烧燎罐口，以免烫伤皮肤。架火法吸力虽大，但操作较为烦琐。

2. 抽气罐法

这是现代发展起来的方法。抽气罐由两部分组成：一为抽吸器，二为不同型号的带有活塞的塑料罐具。

操作方法：先将罐具放在所拔部位上，抽吸器插入罐顶部的调节活塞，以手指反复拉动的方式，将罐内气体排出，至所需的负压后取下抽吸器。取罐时，只要将罐顶的塑料芯向上一拔即可。抽气罐法不用火力而用机械力，不仅不会造成烫伤等意外事故，而且还可根据患者体质、病情及部位调节吸拔的程度。

以操作方法分类

1. 留罐法

留罐法为最常见的吸拔形式，罐具吸附之后，停留 5 ~ 10 分钟再取掉。面部及皮肤比较娇嫩的部位留罐时间宜短,肌肉丰厚的部位留罐时间可长一些,一般以局部显现红润或瘀斑为宜。留罐时间太长,施术部位会出现水疱,可涂以龙胆紫药水,必要时加以包扎,水疱多在数日内结痂,不留瘢痕。留罐法适用于火罐治疗的各种病症。

2. 闪罐法

闪罐法是指拔上罐具后立即取下,如此反复多次,直至局部潮红或出现瘀斑为止。闪罐法多用于局部麻木和生理功能减退的病症。

3. 走罐法

走罐法又称为推罐法,多用于病灶面积较大、肌肉丰厚的部位。先在该部位擦上一层凡士林或植物油脂,选择罐口光滑的玻璃罐(多选中等型号),将罐吸上后,左手紧按扣罐部位上端的皮肤,使之绷紧,右手拉罐向下滑移,达到一定距离后,再将左手按紧扣罐部位下端皮肤,右手拉罐向上滑移。如此上下或左右反复推拉数次,至皮肤潮红为止。本法常用于腰背部肌肉劳损等病症。

适应证

拔罐法适用于风湿痛、扭挫伤、感冒、胃痛、腹痛等。但应注意,高热、抽搐、痉挛等病症,以及肌肉瘦削、有毛发及骨骼凹凸不平的部位,都不宜拔罐。

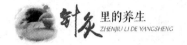

针灸你的耳朵

耳针疗法又称耳穴疗法,是指用针刺等方法刺激耳穴,以防治疾病的一种方法。耳穴是指耳郭上的一些特定刺激点。当人体内脏或躯体有病时,往往会在耳郭的相应部位出现各种反应,如变形、变色、压痛敏感、皮肤电特性改变等。临床可利用这些现象作为诊断疾病的参考,并可刺激这些部位以防治疾病。

耳穴疗法目前可运用毫针刺法、皮内针疗法、电针疗法或耳穴压豆法等多种刺激方法,临床应用比较普遍的是毫针刺法和耳穴压豆法,目前已广泛应用于疾病防治、针刺麻醉等方面。尤其是贴压方法,由于不刺入体内,安全可靠,操作方便,没有副作用,疗效持久而独特。刺激耳穴可以消炎、解毒、泻火,又可以补虚、升阳、止痛和麻醉,而且还可以抗过敏、止晕、抗休克等。并且,耳穴疗法在改善微循环、松弛肌肉痉挛、降血脂、抗抑郁、戒烟戒毒、减肥、增强免疫力、改善视力、治疗痛经和一些过敏性疾病等方面都有一定的效果。

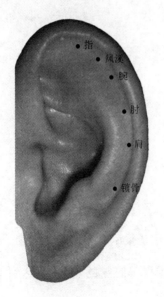

耳舟部穴位

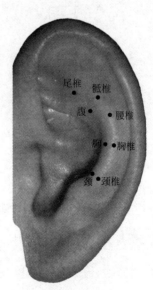

对耳轮部穴位

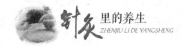
刮痧，痛并快乐着

　　刮痧，是指用刮痧板蘸刮痧油在人体一定的部位反复刮动、摩擦皮肤，以治疗疾病的一种方法。刮痧的原理是拨刮皮肤使局部充血，通过局部刺激疏通经络、流畅气血，进而调整脾胃等脏腑的功能，以达到治疗疾病的目的。刮痧对于感冒、发热、中暑、头痛、肠胃病、落枕、肩周炎、腰肌劳损、肌肉痉挛、风湿性关节炎等病症有很好的疗效。

操作时，用水牛角刮痧板蘸取刮痧油或水，在受术者身体一定部位的皮肤上刮 10～20 次，直至出现深红色的痧痕为止。刮痧的部位一般有：①背部脊柱与肩胛骨之间；②颈后靠近项肌之处；③颈前喉结

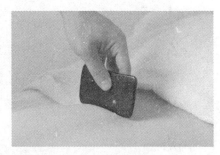

刮痧

两侧的部位；④两侧乳头以上的前胸部位；⑤上肢的肘窝；⑥下肢的腘窝部。

刮痧的顺序大多是由上到下，如颈部、背部、肘弯部、腘窝部；也可以由内向外刮，如前胸部。需要注意的是，刮时应取单一的方向，即每次都由上向下或由内向外，而不要来回地刮。如需刮几处时，当一处皮肤出现深红色痧痕后再另换一处皮肤。刮痧条数的多少应视具体情况而定，一般每处刮 2～4 条。

刮痧治疗时应注意室内保暖。夏季刮痧时，应避免空调冷风直吹刮拭部位。刮拭出痧后 30 分钟内忌洗凉水澡。前一次刮痧部位的痧痕未退之前，不宜在原处再次刮拭，需间隔 3～6 天，以皮肤上痧痕消退为标准。刮拭出痧后最好饮一杯温开水，并休息 15～20 分钟。

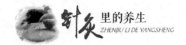

什么是穴位敷贴疗法

穴位敷贴疗法是中医学中的一种外治法,是在中医理论特别是经络学说的指导下,对人体穴位给予外用药物刺激的一种治病方法。就其施治部位和治疗原理来讲,属于针灸学的范畴,实际上是一种独特的穴、药结合的治疗方法。

用药特点

不是所有的中药成方制成膏药,皆能外治而有效。可供外用贴敷的药物多有以下特点。

（1）走窜开窍、通经活络：多选择含有挥发油、刺激性较强的一些药物，如冰片、麝香、丁香、薄荷、细辛、白芥子、姜、葱、蒜、皂荚、穿山甲等。

（2）厚味力猛、有微毒：如生南星、生半夏、乌头、甘遂、巴豆、斑蝥、轻粉等。

（3）选择适当溶剂调和敷贴药物，以达吸收快的目的。如酒调敷贴药有行气、通络、消肿、止痛的作用，醋调敷贴药可解毒、化瘀。

药物剂型

常用穴位贴敷药物有以下几种剂型。

（1）泥剂：这种剂型多用单味药，是将鲜生药捣碎如泥状，直接贴敷在穴位上。

（2）散剂：是将药物研成细末，进行穴位贴敷。

（3）糊剂：是把散剂用生姜汁、白酒、米醋、鸡蛋清、白水等调成糊状，进行穴位贴敷。

（4）丸剂：是将药末用水或乳汁等调和制成小丸，把丸药用普通膏药或胶布固定在穴位上。

（5）膏剂：是在常温下固体、半固体或半流体的制品，用来贴敷穴位。

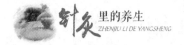
🌀 注意事项

（1）注意患者是否对所用药物有过敏反应，若发现过敏现象，应立即停止贴敷，必要时进行脱敏治疗。

（2）贴药前应用温水或酒精将皮肤局部擦净，使药物容易吸收。夏季要擦干汗液，将药膏固定好，以免药物移动或脱落。

（3）所用药物不可存放过久，以免失效。要调制或熬制的药物，每次不可调制过多，用多少调多少，现用现调。

（4）颜面部不宜贴敷，特别是不能用有刺激性、毒性的药物。

三伏贴，三九贴

三伏贴和三九贴是中医学中最具特色的预防保健疗法，现在广泛应用于治病防病，深受广大人民的喜爱。

"冬病夏治"是中医的传统治疗方法，运用反向思维，即在夏天治疗冬天易患、易发作的疾病。根据中医理论，夏季万物生长繁茂，阳气盛，阳气在表，夏季养生宜以养阳为主，此时毛孔开泄，运用针刺、艾灸、敷贴等方法，可使腠理宣通，驱散体内风、寒、湿邪，是内病外治、治病求本的独特方法。

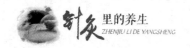
三伏贴是在夏季的三伏天,应用具有温经散寒、补虚助阳的中药制成药饼,通过医生辨证分析后,选择相应的穴位进行贴敷以治疗和预防疾病的方法。此时,人体阳气最旺,毛孔大开,新陈代谢最为活跃,穴位也最为敏感,药力易于穿透肌肤,深达脏腑,往往可获得良好的疗效。

三伏贴属于季节性疗法,对贴敷时间有一定要求,根据中医理论每伏第一天是开穴的日子,此时敷贴效果最佳,所以最好每伏第一天进行三伏贴治疗,当然也不必过分拘泥于此,错过了第一天贴敷也会有疗效。每伏各贴药一次,一般贴于双侧对称穴位,初伏、中伏、末伏所取的穴位各有所不同。成人一般贴2~6小时,儿童贴1~2小时,贴药后皮肤有发热感、灼痛感,各人皮肤耐受情况不一样,但以能耐受为度。一些慢性病如咳嗽、支气管哮喘、过敏性鼻炎、感冒、慢性颈肩腰腿痛、慢性胃炎、结肠炎等患者,如能在此时进行治疗,对于治疗和预防这些病在冬季的复发有很大的帮助。

三九贴,即选用某些对皮肤有刺激作用的药物敷贴于人体的穴位,引起穴位局部皮肤的充血,甚至起疱,激发经络的调节作用,治疗疾病。这种疗法源远流长,最早的文字记载于南北朝(公元420—589年)。在北宋年间,民间就广泛应用,涉及内科、外科、妇科、儿科各领域。明朝李时珍《本草纲目》、清初张璐《张氏医通》均有记载。

　　冬季是各类呼吸系统疾病的好发之时,冬季的三九天是一年中最冷的时候,此时阳气敛藏,气血不畅,皮肤干燥,毛孔闭塞,在三九天行穴位贴敷疗法,能温阳益气,健脾补肾益肺,祛风散寒,起到通经活络和止痛的功效。每年冬季进行三九贴还可以加强和巩固三伏灸的疗效。

　　三伏贴与三九贴相配合,夏养三伏、冬补三九,其疗效相得益彰。贴敷疗法一般三年为一疗程,病程长的患者可适当延长疗程。

注意事项

　　(1)敷药前患者应洗澡或局部清洗。

　　(2)贴敷后局部皮肤微红或有色素沉着、轻度瘙痒均为正常反应。如出现刺痒难忍、灼热、疼痛感觉时,应立即取下药膏,禁止抓挠,不宜擅自涂抹药物,一般可自行痊愈。

　　(3)阴虚火旺证者、孕妇、皮肤过敏者及严重心肺疾病患者不能采用此法。

　　(4)贴敷当天应避免吹电风扇、空调,当天不宜洗澡,禁食生冷、辛辣、荤腥。

经络按摩
06

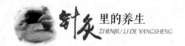
你应该学会的按摩手法

推拿俗称按摩，是中医外治疗法的一种，以中医理论特别是经络理论为指导。由于人体体表经络、穴位与内脏之间存在着内在联系，内脏有病可以通过经络反映到体表，因此对体表经络、穴位进行推拿刺激，可以通过经络将治疗疾病的"信息"传达给有病的脏腑，发挥治疗作用。常用手法有以下几种。

推法

用手指或手掌着力于患者的某一部位，进行单方向的直线或弧线推动。该手法适用于全身各处。

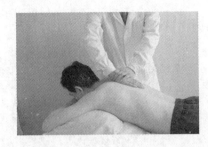 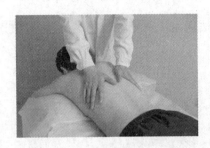

单手推法　　　　　　　　　　双手推法

拿法

以大拇指与其余四指中的任意一指或几指相对,提拿起身体的某一部位或穴位,一拿一放地交替进行。本法适用于颈项、肩背和四肢。

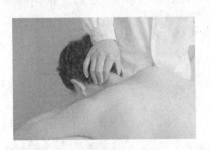

单手拿法

按法

用指腹或手掌着力于身体的某一部位或穴位,向下按压,并在该处保

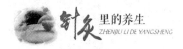
持一定的压力停留片刻,随之稍加揉动。本法常与揉法配合使用。指按法适用于全身各处的穴位;掌按法适用于背腰和四肢。

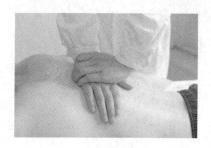

掌按法

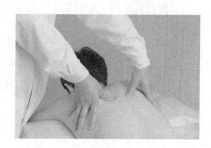

指按法

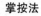 摩法

以手掌附着于人体的某一部位,在其上做环形移动抚摩。本法多用于腹部,也可用于跌打肿痛较明显的部位。

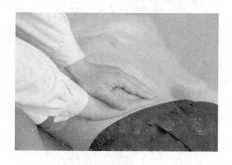

摩法

揉法

以手指、鱼际、掌根及手掌,在受术者的某一部位或穴位做轻柔和缓的旋转揉动。本法适用于头面、胸腹、四肢。

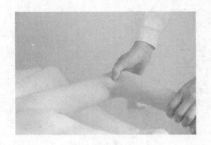

指揉法

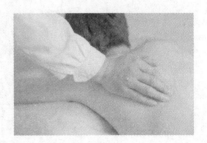

掌根揉法

擦法

以掌根大鱼际或小鱼际着力,在受术者较长的一段体表上快速地来回摩擦。本法多配以推拿介质,如红花油、葱姜水等。

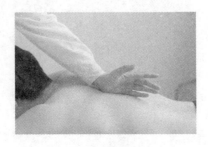

擦法

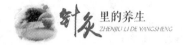

搓法

以两手掌夹住受术者的肢体,相对用力地快速搓揉,在搓动的过程中,做上下往返移动。本法多用于四肢。

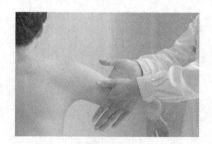

搓法

捻法

以拇指与食指、中指捏住受术者的手指或脚趾,做搓揉的动作。本法多用于半身不遂、颈椎病及指(趾)端麻木疼痛等症。

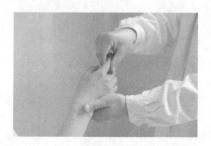

捻法

点法

以指端、指间关节或肘部按压在受术者的某一部位或穴位上，逐渐用力下压。本法常用于脘腹部、背腰部和四肢。

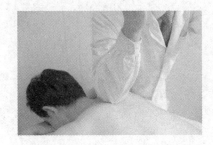

点法

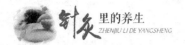
点
穴
治
急
症

在日常生活中，人们不可避免地会患一些急症，如胆绞痛、心绞痛、晕厥等。在这些情况下，除了口服药物并积极寻求医疗帮助之外，使用点穴手法有时也会起到良好的治疗效果。

胆绞痛

胆囊炎、胆结石发作时右上腹发生剧烈绞痛，患者可在右小腿外侧腓骨下寻找压痛敏感点，此点多在阳陵泉穴处。两手大拇指分别按压或使用刮痧板按压此穴，并持续按摩 2 分钟，可获得良好的止痛效果。

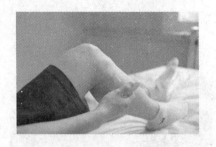

点压阳陵泉穴缓解胆绞痛

心绞痛

心绞痛发作常伴有胸部压迫、窒息感，病情十分危急。此时可手持一枚硬币，用硬币边缘按压至阳穴（位于背部第7胸椎下，患者卧位低头垂臂，两侧肩胛角下缘连线交于脊背正中点即是此穴），每次按压 3 ~ 6 分钟，心绞痛即可缓解。若每日定时按压 3 ~ 4 次至阳穴，可有效预防心绞痛发作。

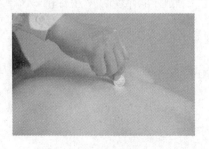

按压至阳穴缓解心绞痛

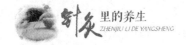

肾绞痛

肾绞痛是泌尿系统结石所引起的外科急症。由于疼痛剧烈,患者苦不堪言。此时,可用大拇指或刮痧板点压揉按三阴交穴(在内踝上3寸处),反复按摩3~5分钟,肾绞痛即可缓解。

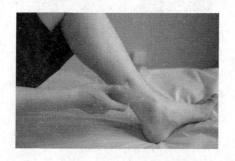

点压三阴交穴缓解肾绞痛

晕厥

遇到因劳累、饥饿、熬夜等所致的突然昏倒、不省人事、面色苍白、大汗淋漓、脉搏细弱的患者时,立即用拇指捏压患者的合谷穴,持续2~3分钟,也可按压人中穴(鼻与上唇之间的沟凹处),患者一般都可苏醒。

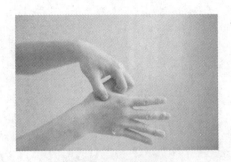

点压合谷穴治疗晕厥

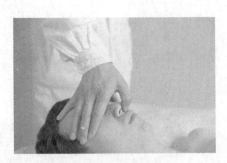

点压人中穴治疗晕厥

鼻衄（鼻出血）

发生鼻出血时，在无药、距离医院又远的情况下，可迅速掐捏足后跟（踝关节与跟骨之间凹陷处）。左鼻出血时掐捏右足跟；右鼻出血时掐捏左足跟，可起到止血的作用。

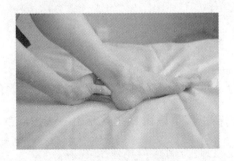

点压足后跟治疗鼻衄

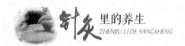

穴位按摩降血压

高血压是老年人的常见病,坚持服用药物,并配以饮食、运动、按摩可有助于将血压控制在正常范围内。在此介绍一些按摩的方法,每天坚持早、晚按摩两次,持之以恒,日久可见效果。

搓迎香穴

双手放在脸上,两食指按在迎香穴上(即鼻翼两侧凹陷处),从下向上搓至前额发际 36 次。搓揉此穴可增强免疫力，并有调节血压的功效，预防感冒效果也颇佳。

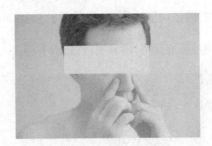

搓迎香穴

搓耳根部

用双手食、中二指同时夹住两耳根部，从下向上稍用力搓摩 36 次。此法可防治高血压和脑动脉硬化。

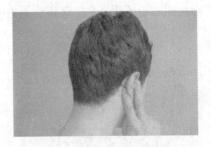

搓耳根部

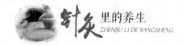

揉太阳穴

用两手食、中二指按住两侧太阳穴,先顺时针按揉 24 次,再逆时针按揉 24 次。此法长期坚持可疏通经络,清脑明目,防治头痛,并能预防中风发生。

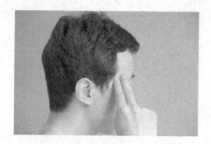

揉太阳穴

搓降压沟

用两手拇指的侧面,同时沿着降压沟(双耳后上方的斜沟)向上斜搓 40 次,可利于降血压。

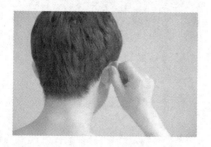

搓降压沟

按风池穴

用两手食、中和无名三指按在颈椎两侧凹陷处,从上向下搓摩数次,可解除头胀、头痛、眩晕等症状。

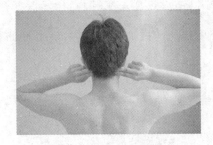

按风池穴

按曲池穴

右手大拇指按在左曲池穴,做前后方向拨动;以同样方法拨动右曲池穴。此法可平肝降火,清泄内热。

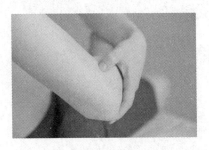

按曲池穴

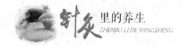
搓涌泉穴

两手交替搓双脚涌泉穴各 20 次。最好每晚睡前用 40℃ 左右的热水泡脚 15～20 分钟，中间适量再加一次开水，让水温如初。双脚出浴擦干后，搓涌泉穴和全脚掌。此法可促使气血畅通，养肝明目，并且有防治失眠、高血压的效果。

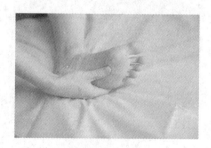

搓涌泉穴

按摩护发进行时

　　头发的好与坏是人体五脏六腑功能的外在表现。中医有"肾主骨生髓,其华在发""发为血之余"之说。按摩可以加强头皮的血液循环,改善毛囊的营养情况,促进头发再生,有防止头发脱落的作用。自我按摩法为每日早、晚各按摩1次,每次约10分钟,最好能做到持之以恒。同时要注意劳逸适度,保持充足的睡眠,保持头皮的清洁,防止油脂过多。

　　两手五指分开抓挠头皮,先前后,再左右,最后旋转抓挠,直至头皮发热。

也可用木制梳子梳头 20 ~ 30 次,从而刺激头部末梢神经,使毛细血管扩张,促进大脑血液循环,降低血压,防治脑动脉硬化。

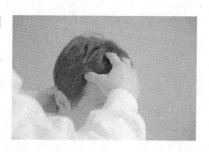

五指分开抓挠头皮

手的五指捏拢,在头部沿五条线敲

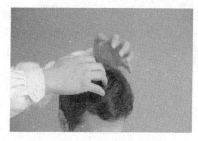

沿头皮五条线敲啄

啄按摩,即在督脉头顶中线由前向后做敲啄动作,力量不宜过大,皮下有微痛感觉即可;然后在膀胱经即头顶两侧,分别由前向后做依次敲啄按摩;最后在胆经即头顶的两外侧,由前向后做同样的敲啄按摩。每条线操作 5 遍,可单手操作,也可两侧同时操作。

按揉头顶中央的百会穴 20 次,再用双拇指按揉风池穴 20 次,最后一手拇指按揉对侧的合谷穴 20 次,再用同法按揉对侧。

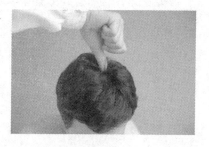

按揉百会穴

牙痛的保健按摩法

中医学认为牙痛的原因是外感风邪、胃火炽盛、肾虚火旺、虫蚀牙齿等。穴位按摩,可有效缓解牙痛。

指掐合谷穴

将拇指指尖按于对侧合谷穴,其余四指置于掌心,适当用力由轻渐重掐压 0.5~1 分钟。

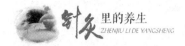
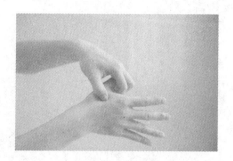

指掐合谷穴

按揉下关穴

将双手中指或食指指腹放于同侧面部下关穴,适当用力按揉0.5~1分钟。

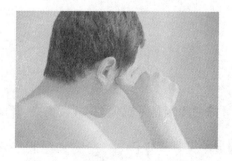

按揉下关穴

按压颊车穴

将双手拇指指腹放于同侧面部颊车穴,适当用力,由轻渐重按压

0.5~1分钟。

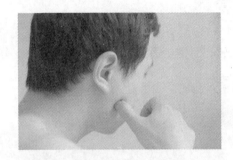

按压颊车穴

按揉风池穴

将双手拇指指尖,分别放在同侧风池穴,其余四指放在头部两侧,适当用力按揉0.5~1分钟。

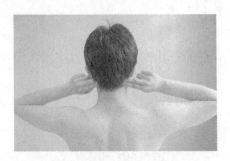

按揉风池穴

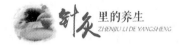
指掐少海穴

将拇指指尖,放在对侧少海穴,适当用力掐0.5～1分钟。

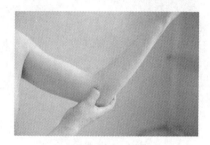

指掐少海穴

按揉阳溪穴

将拇指指腹,放在对侧阳溪穴,适当用力按揉0.5～1分钟。

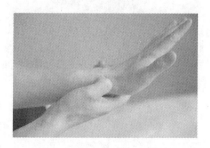

按揉阳溪穴

按揉面颊部

将双手掌掌心,分别放在同侧面颊部,适当用力揉按0.5~1分钟,以面颊部发热为佳。

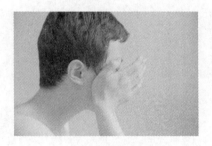

按揉面颊部

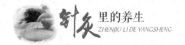
按摩缓解夜尿频

尿频是一种临床症状，即小便次数增多，但无疼痛。它可由多种原因引起，中医理论认为主要是人体肾气固摄不力，膀胱约束无能所致。特别是随着人的年纪增大，尿频就更容易发生，且会日益加重。

对夜尿频繁的治疗，需要内外结合。除了服用温补肺肾、收敛固涩的药物外，自我按摩也是一种很好的方法。

揉关元

关元穴位于人体前正中线的任脉上,在肚脐下 3 寸(拇指同身寸,下同)。我们可以用一手的中指在穴位上按揉,以穴位点甚至整个腹部有酸胀感为最好,每次 5 分钟,宜睡前进行。

还可关元与曲骨配合着同时进行按摩。曲骨穴也在任脉上,在人体的外阴上方可摸到一个骨头,即耻骨联合,曲骨穴就在耻骨联合上缘。按摩时,可用食指、中指分别按摩关元、曲骨,两穴正好相隔 2 寸,每次按摩 5 分钟。

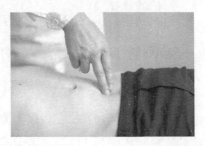

揉关元

揉腰眼

腰眼穴位于后腰部,与两侧髂嵴相平,人体正中线旁边 3.5 寸各一个。按揉时,可以坐在一个凳子上,两手握拳置于腰后,用拇指突出的关节按住腰

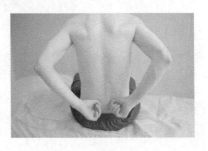

揉腰眼

眼,旋转用力按揉,以酸胀为好,每天揉 50 次。还可加上擦腰动作,即用

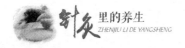
两手手掌心紧按腰部,用力上下擦动,动作要快速有力,直到发热为止。中医讲"腰为肾之府",坚持按揉,可以起到很好的益气固肾的作用。

按摩小腹

小腹指肚脐以下耻骨以上的部位。可于每天临睡前进行按摩:平躺在床上,两手叠拢,右手在上、左手在下放在小腹上,然后顺时针方向环形按摩100圈,以小腹有温热感为好。由于尿频多为肾气虚衰所致,所以注意一定要顺时针按摩,即推拿手法中的补法。

特别要提醒的是,在做以上的自我按摩之前,必须先将尿液排空。

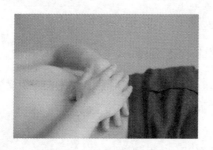

按摩小腹

按摩保健眼睛

　　长时间过度用眼对眼睛的危害极大,常令我们头晕眼花,出现眼睛疲劳、眼睛发痒、视物模糊等症状。中医学认为,定位按摩可有效护眼、疗眼疾。而且经常按摩眼睛周围的穴位,能够刺激眼部经络,促进眼周血液循环,有助于祛除黑眼圈,减少眼角皱纹,延缓老花眼出现的时间和减轻老花眼的症状。

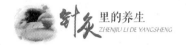
转动眼球

端坐凝视,双眼先顺时针转 10 次,然后向前凝视片刻,再逆时针方向转 10 次,向前凝视片刻,最后双目轻闭。

搓掌熨目

摩擦双手直至发热,然后闭上双眼,用手掌盖住眼部,勿用力压迫双眼,轻盖住即可,缓慢地深呼吸。每天如此做 20 分钟,有助于缓解眼部疲劳。

挤按睛明穴

睛明穴位于双眼内眼角的鼻根处。以右手或左手大拇指与食指末端分别按住两侧的睛明穴,先向下按,然后向中间挤压,一按一挤为 1 次,可做 50 ~ 100 次。

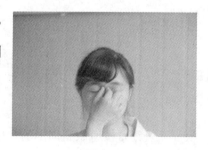

挤按睛明穴

按揉四白穴

用双手食指指腹分别在两侧四白穴处按顺时针和逆时针方向揉动,时间约2~3分钟。

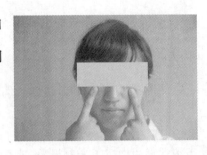

按揉四白穴

按太阳穴刮眼眶

太阳穴位于眉梢与目外眦之间,向后约1横指的凹陷处。用左、右大拇指指腹分别按住左、右太阳穴,然后用弯曲的左、右食指第2节(中节)内侧面分别刮上、下眼眶。上眼眶从眉头开始刮至眉梢为止,下眼眶从内眼角起刮到外眼角止,先上后下,先内后外,时间约3~5分钟。

刮眼眶过程中注意不要碰及眼球。

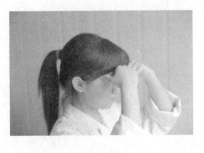

按太阳穴刮眼眶

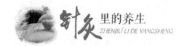
分抹眼睑

微闭双眼,将食指腹和中指腹贴在内眼角,向外抹至外眼角,重复20次。

此按摩法可清脑明目,提高视力。

明目枸杞子茶:枸杞子 10 克,泡水当茶常喝。枸杞子滋补肝肾,有明目的功效,常喝枸杞子茶可以有效改善眼睛干涩、疲劳等症状。

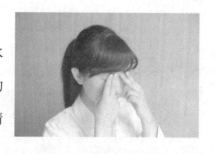

分抹眼睑

熬夜后如何
按摩恢复精神

很多人熬夜加班后会感到头脑昏昏沉沉,眼睛酸胀不适,记忆力下降。按摩百会穴(头顶正中凹陷),揉风池穴(在颈项后两侧大筋两旁的凹陷中),以及掐按中指末端的中冲穴,可帮助人们在较短的时间里恢复精神。

按摩百会穴可有效增加大脑的血液供应,使精力快速恢复。每天按摩风池穴10分钟,对缓解脑部、颈部的疲劳非常有益。方法是:按住风池穴所在的陷窝,保持不动半分钟到1分钟,然后缓慢地按揉此处。按摩中冲穴可使气血畅通,是消除头脑沉闷很好的辅助方法,可不拘时间,随时操作。

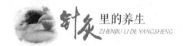
按摩保健提高睡眠质量

　　每个人的生命中有 1/3 的时间是在睡眠中度过的。随着现代社会生活节奏的加快，人们面临的压力也越来越大，种种因素常常会导致人们难入睡、易惊醒、早醒、多梦等睡眠障碍，导致记忆力减退、工作效率低、生物钟紊乱、免疫力下降等症状。自我保健按摩不失为一个好方法。

　　◇点揉神门穴：神门穴位于腕横纹肌尺侧端，尺侧腕屈肌腱的桡侧凹陷处。于每晚临睡前用一拇指指端的螺纹面，点揉另一手的神门穴；换另一手的拇指同样方法点揉,以感酸胀为宜,各重复 30 次。

◇**搓涌泉穴**:于每晚临睡前取仰卧位,微屈小腿,以两足心紧贴床面,做上下摩擦动作,每日 30 次。

◇**按照海穴**:照海穴在内踝尖正下方凹陷处。现代常用于治疗尿道炎、肾炎、神经衰弱、癫痫、月经不调、功能性子宫出血等。于每晚临睡前用一拇指指端的螺纹面,点揉照海穴,以感酸胀为宜,各重复 30 次。

◇**揉耳垂**:双手拇指和食指分别捏住双侧耳垂部位,轻轻地揉捻,使之产生酸胀和疼痛的感觉,持续约 2 分钟。

另外,还应尽量养成规律的睡眠习惯,学会睡子午觉(子时大睡,午时小憩)。睡前宜用温水泡脚。

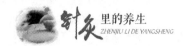
长期久坐的人

如何自我按摩

　　长期保持一个姿势坐在电脑前会让人腰酸背痛，这时，按揉小腿后方的承山穴和外踝后方的昆仑穴，可帮助减轻腰背的疼痛。

　　承山穴和昆仑穴是专门治疗腰背疼痛的穴位，只要进行正确的按摩，就能很好地缓解腰背的酸痛。

　　按摩手法不难掌握，主要是找到承山穴正确的位置（相当于小腿后方的正中间，由上方肌肉丰厚处向下滑移，至肌肉较平处即是），用手指按住此穴 1~2 分钟,或揉此穴 5 分钟亦可。

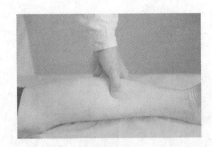

按摩承山穴

按摩昆仑穴可用手指按住外踝后的凹陷处,向后面的大筋拨动 1~2 分钟。

按摩两个穴位时,都会让人觉得比较酸痛,但按摩后却会感觉身体很轻松。

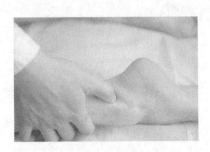

按摩昆仑穴

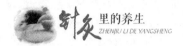
自
我
按
摩
缓
解
偏
头
痛

偏头痛是一种常见的病症，是血管性头痛的一种。其发病机制较为复杂，目前仍不十分清楚。中医学认为，"不通则痛"，偏头痛可采取自我按摩以缓解症状。

揉太阳穴

太阳穴位于眉梢与目外眦之间向后约一寸处凹陷中。双目自然闭合,用双手食指指腹按住双侧太阳穴,轻轻揉捻,以局部有酸胀感为宜。

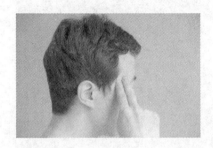

揉太阳穴

拿风池穴

用拇指与食指、中指相对捏住风池穴(枕后发际凹陷处),手法采用一上一下、一紧一松拿捏,以颈部感到酸胀为度,次数自定,左右手可以交替进行。

擦前额

按摩两眉至前发际之间的部位。方法:用一侧手掌紧贴前额,横向擦动,以发热为度,速度不宜过快。操作 1 分钟后换另一侧手。共计按摩 2 分钟。

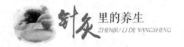

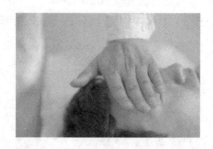

擦前额

按摩全头穴

头部有上星（前发际正中直上 1 寸处）、头维（额角发际上 0.5 寸处）、百会（后发际直上 7 寸处）等穴。经常按摩头部各穴有健脑之功效。操作时将两手五指分开，由前发际分别向后发际抹动，如十指梳头状，手法轻重自行掌握，一般以局部发热舒适、无痛感为度，次数根据病情而定。亦可用木梳代替手指按摩。

点按合谷、曲池穴

合谷位于手背拇指和食指之间肌肉丰厚处（第二掌骨桡侧中点）；曲池在肘横纹外侧端，屈肘，尺侧与肱骨外上髁连线中点。点按二穴，以有明显酸胀感为度，每次点按 10~15 下，每日 2~3 次。此二穴是全身止痛的要穴。

除按摩缓解疼痛外，日常还应注意：不要长时间保持同一姿势，如为避免长时间坐在书桌前，可时而站起来伸展四肢，活动筋骨。

乐活针灸
07

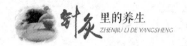

针灸治疗眩晕

眩指眼花,晕指头晕,二者常同时出现,合称眩晕。轻者闭目即止;重者如坐车船,旋转不定,不能站立,或伴恶心、呕吐、汗出、晕倒等症状。西医学中的梅尼埃病、高血压、低血压、脑动脉硬化、椎基底动脉供血不足、贫血、神经衰弱等,临床表现以眩晕为主者,均可参考本病辨证论治。

中医认识

眩晕病位在脑,与忧郁恼怒、恣食厚味、劳伤过度和气血虚弱有关。有因情志不舒、气郁化火、风阳升动、肝阳上亢而发者;有因恣食肥厚、脾失健运、痰湿中阻、清阳不升而发者;有因劳伤过度、肾精亏损不能上充于脑而发者;病后体虚、气血虚弱、脑失所养亦能发生眩晕。

针灸选穴

主穴:百会、风池、头维、太阳、悬钟。

◇**肝阳上亢证**

症状:眩晕耳鸣,头胀痛,烦劳恼怒加剧,面部潮红,急躁易怒,少寐多梦,口苦。舌红,苔黄,脉弦。

配穴:行间、太冲、太溪。

◇**痰浊中阻证**

症状:眩晕,头重如蒙,胸闷恶心,甚则呕吐痰涎,食少多寐。苔白腻,脉濡滑。

配穴:内关、中脘、丰隆。

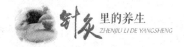
◇**气血亏虚证**

症状:眩晕,劳累即发,动则加剧,面色不华,心悸失眠,唇甲色淡,气短,疲乏懒言,饮食减少。舌淡,脉细弱。

配穴:气海、血海、足三里。

◇**肾精不足证**

症状:耳鸣,健忘,腰酸膝软,遗精;或五心烦热,舌红,脉弦细数;或四肢不温,身体怯冷,舌淡,脉沉细无力。

配穴:肝俞、肾俞、太溪。

治感冒，试试针灸吧

感冒是触冒风邪，邪犯卫表而导致的常见外感疾病，临床表现以鼻塞、流涕、喷嚏、咳嗽、头痛、恶寒、发热、全身不适、脉浮为特征。本病四季均可发生，尤以春、冬季为多。凡普通感冒、流行性感冒及其他上呼吸道感染表现感冒特征者，皆可参照本病辨证论治。

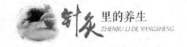
中医认识

感冒系感受风邪所致，与人的体质强弱密切相关，患者常因起居失常、冷暖不调、涉水淋雨、过度疲劳、汗出当风等使抵抗力下降而发病。患有各种慢性病的体弱者则更易罹患，风邪多与寒、热、暑、湿之邪夹杂为患，由皮毛、口鼻侵入，伤及肺卫，使患者出现一系列的肺卫症状。

针灸选穴

主穴：风池、大椎、列缺、合谷、外关。

◇风寒束表证

症状：鼻塞，喷嚏，流涕，恶寒，头痛，身痛，恶寒重、发热轻，流清涕，无汗，咳痰白稀。舌淡，苔薄白，脉浮紧。

配穴：风门、肺俞。

◇风热犯表证

症状：鼻塞，喷嚏，流涕，恶寒，头痛，身痛，流黄涕，咽痛，咳黄痰，发热重、恶寒轻，汗出，口干。舌红，苔薄黄，脉浮数。

配穴：曲池、尺泽。

◇**暑湿伤表证**

症状:身热,微恶风,汗少,肢体酸重或疼痛,头昏重胀痛,咳嗽痰黏,鼻流浊涕,心烦,口渴,或口中黏腻,渴不多饮,胸闷脘痞,泛恶,腹胀,大便稀溏,小便短赤。苔薄黄腻,脉濡数。

配穴:中脘、足三里。

其他疗法

拔罐:取肺俞、风门、大椎、身柱。每次选 2～3 穴,留罐 10 分钟;也可于背部膀胱经走罐。拔罐法适用于风寒束表证。

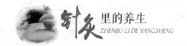
中风的针灸疗法

　　中风是以猝然昏仆不省人事，伴口眼㖞斜、半身不遂、语言不利，或以口眼㖞斜、半身不遂为主症的一种疾病。西医学称卒中，包括缺血性卒中和出血性卒中，如短暂性脑缺血发作、脑梗死、脑出血、蛛网膜下腔出血等，均属中风的范畴。

中医认识

风、火、痰、瘀是中风的主因,病变涉及心、肝、脾、肾等部位。

针灸选穴

1. 中经络

主穴:水沟、内关、极泉、尺泽、委中、三阴交、足三里。

◇**风痰瘀血证**

症状:半身不遂,口舌㖞斜,语言不利,偏身麻木,头晕目眩。舌淡暗,苔薄白,脉弦滑。

配穴:丰隆、合谷。

◇**肝阳暴亢证**

症状:半身不遂,口舌㖞斜,语言不利,偏身麻木,眩晕头痛,面红目赤,口苦咽干,心烦易怒,便秘。舌红或红绛,苔薄黄,脉弦有力。

配穴:太冲、太溪。

◇**痰热腑实证**

症状:半身不遂,口舌㖞斜,语言不利,偏身麻木,眩晕头痛,大便秘结。舌红或暗淡,苔黄或黄腻,脉弦滑。

配穴:曲池、内庭。

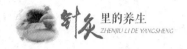

◇**气虚血瘀证**

症状:半身不遂,口舌㖞斜,语言不利,偏身麻木,面色白,气短乏力,自汗,心悸。舌淡暗,苔薄白,脉弦细或沉细。

配穴:气海、血海。

◇**阴虚风动证**

症状:半身不遂,口舌㖞斜,语言不利,偏身麻木,头痛,眩晕耳鸣,腰酸腿软,心烦失眠。舌红绛或暗红,少苔或无苔,脉弦细或细数。

配穴:太溪、风池。

2. 中脏腑

主穴:水沟、素髎、百会、内关。

◇**痰热内闭清窍**

症状:突然神昏,半身不遂,四肢抽搐,肢体强痉,鼻鼾痰鸣,面红身热,烦躁。舌红绛,苔黄腻,脉弦滑数。

配穴:十宣、合谷、太冲。

◇**痰湿蒙塞心神**

症状:神昏,半身不遂,肢体松懈,瘫软不温,面白唇暗,四肢逆冷。舌暗淡,苔白腻,脉沉缓或沉滑。

配穴:关元、气海、神阙。

辨证治头痛，疗效好神奇

头痛常见于西医学的紧张性头痛、血管神经性头痛以及脑膜炎、高血压、脑动脉硬化、头颅外伤、脑震荡后遗症等病症。针灸治疗头痛有着良好的疗效。

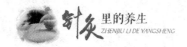
中医认识

中医认为,头为"髓海",又为诸阳之会、清阳之府,五脏六腑之气血皆上会于头。若外邪侵袭或内伤诸疾皆可导致气血逆乱,瘀阻脑络,脑失所养而发生头痛。

针灸选穴

◇阳明头痛

阳明头痛即前额痛,包括眉棱骨痛和因眼、鼻、上牙引起的疼痛在内。

选穴:印堂、上星、阳白、攒竹、鱼腰、丝竹空、合谷、内庭。

◇少阳头痛

少阳头痛即偏头痛,包括耳病引起的疼痛在内。

选穴:太阳、丝竹空、角孙、率谷、风池、外关、足临泣。

◇太阳头痛

太阳头痛即后枕痛,包括落枕、颈椎病引起的疼痛在内。

选穴:天柱、风池、后溪、申脉、昆仑、风池。

◇厥阴头痛

厥阴头痛即巅顶痛,包括高血压引起的疼痛在内。

选穴：百会、通天、太冲、行间、太溪、涌泉。

◇偏正头痛

偏正头痛即前额及两侧头部的疼痛。

选穴：印堂、太阳、头维、阳白、合谷、内庭、外关、足临泣。

◇全头痛

全头痛即整个头部的疼痛，难以分辨出具体的疼痛部位。

选穴：百会、印堂、太白、头维、阳白、合谷、风池、外关。

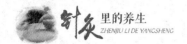
针灸还你健康睡眠

失眠主要表现为睡眠时间不足或睡眠深度不够,轻者入睡困难,或寐而不酣,时寐时醒,或醒后不能再寐,重则彻夜不寐,常影响正常生活。

中医认识

中医认为,失眠病位在心。凡思虑忧愁,操劳太过,损伤心脾,气血虚弱,心神失养;或房劳伤肾,肾阴亏耗,阴虚火旺,心肾不交;或脾胃不和,湿盛生痰,痰郁生热,痰热上扰心神;或抑郁恼怒,肝火上扰,心神不宁等均可致失眠。

针灸选穴

主穴：神门、内关、百会、安眠。

◇心脾两虚证

症状：心悸胆怯，善惊多恐，夜寐多梦易惊。舌淡，苔薄，脉弦细。

配穴：心俞、脾俞、三阴交。

◇心胆气虚证

症状：心烦不寐，或时寐时醒，手足心热，头晕耳鸣，心悸，健忘，颧红潮热，口干少津。舌红，苔少，脉细数。

配穴：心俞、胆俞、丘墟。

◇肝郁化火证

症状：心烦不能入睡，烦躁易怒，胸闷胁痛，头痛眩晕，面红目赤，口苦，便秘，尿黄。舌红，苔黄，脉弦数。

配穴：行间、太冲、风池。

◇痰热内扰证

症状：睡眠不安，胸闷脘痞，口苦痰多，头晕目眩。舌红，苔黄腻，脉滑数。

配穴：中脘、丰隆、内庭。

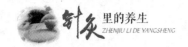

耳鸣、耳聋也是针灸的适应证

耳鸣、耳聋都属于听觉异常。耳鸣是耳内鸣响，如蝉如潮，妨碍听觉；耳聋是听力不同程度减退或失听。两者虽不同但多同时存在，后者多由前者发展而来。对先天性耳聋（少数听觉器官发育不良所致）、中耳炎、听神经病变，以及高血压和某些药物中毒引起的耳聋可参照本法治疗。

🌀 中医认识

耳为胆经所辖,若情志不舒,气机郁结,气郁化火,或暴怒伤肝,逆气上冲,循经上扰清窍;或饮食不节,水湿内停,聚而为痰,痰郁化火,以致蒙蔽清窍发病。素体不足或病后精气不充,恣情纵欲等可使肾气耗伤,髓海空虚,导致耳窍失聪;或饮食劳倦,损伤脾胃,使气血生化之源不足,经脉空虚不能上承于耳发为本病。

🌀 针灸选穴

主穴:耳门、听宫、听会、翳风、中渚、侠溪。

◇**风邪外袭证**

症状:患者开始多有感冒症状,继之猝然耳鸣、耳聋、耳闷胀,伴头痛、恶风、发热、口干。舌质红,苔薄黄或薄白,脉浮数。

配穴:风池、外关、合谷。

◇**肝胆火盛证**

症状:耳鸣、耳聋每于郁怒之后突发或加重,耳胀痛,伴头痛、面赤、口苦咽干、心烦易怒、便秘。舌红,苔黄,脉弦数。

配穴:行间、丘墟、足临泣。

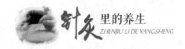
◇**痰火郁结证**

症状:耳鸣如蝉,闭塞如聋,伴头晕目眩、胸闷痰多。舌红,苔黄腻,脉弦滑。

配穴:丰隆、内庭。

◇**肾精亏损证**

症状:耳聋渐发,耳鸣夜间尤甚,兼失眠、头晕、腰膝酸软。舌红,苔少或无,脉弦细或细弱。

配穴:肾俞、太溪、关元。

◇**脾胃虚弱证**

症状:耳鸣、耳聋时轻时重,遇劳加重,休息则减,伴神疲乏力、食少腹胀、大便溏薄。舌淡,苔薄白或微腻,脉细弱。

配穴:气海、足三里、脾俞。

针灸戒烟，你准备好了吗

　　针灸戒烟，是由现代针灸保健发展而来的。由于它方法简便经济，收效迅速明显，无毒副作用，愈来愈受到各国医学工作者的重视。针灸戒烟是一种整体调节的方法，它是通过针刺相关穴位，调节全身症状，对心理、环境等方面同时进行干预，并帮助吸烟者制订合理的生活习惯。同时，针灸并不只是单纯让吸烟者对烟味产生厌烦感来告别烟草，它还能解除在戒烟过程中出现的头痛、心烦等合并症状。

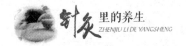
对世界各国数以万计戒烟案例的观察,研究者已初步总结出一些规律:烟龄短、每日吸烟量少者及主动戒烟者,效果一般较好;而烟龄长、烟瘾大及被动戒烟者,效果相对较差。戒烟者的心理状态对戒烟效果也有重要的影响,从临床资料来看,被动或强迫戒烟者往往不能坚持戒烟,远期疗效也较差。

有较长吸烟史者,且每天吸 10~20 支或 20 支以上,一旦中断吸烟会出现强烈的吸烟欲望,如不能满足,则会出现精神萎靡、疲倦乏力、焦虑不安、呵欠连天、流泪流涎、口淡无味、咽喉不适、胸闷、恶心呕吐,甚至出现肌肉抖动、感觉迟钝等症状。

中医认识

中医认为,烟草中含有的有害物质长期被人体吸入,会导致机体阴阳失去平衡,脏腑经络气血失调。针刺相应经穴,可调整脏腑经络气血,协调阴阳,从而消除吸烟所引起的瘾癖。

针灸选穴

主穴:尺泽、丰隆、合谷、神门、戒烟穴。

针灸如何治疗三叉神经痛

三叉神经痛是以三叉神经分布区出现放射性、烧灼样抽掣疼痛为主症的疾病，是临床最典型的神经痛。其多发于 40 岁以上的女性，有原发性和继发性之分。

中医认识

三叉神经痛多与外感风邪、情志不调、外伤等因素有关。风寒之邪侵

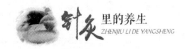

袭面部阳明、太阳经脉,寒性收引,凝滞经脉,气血痹阻;或因风热毒邪浸淫面部,经脉气血壅滞,运行不畅;外伤或情志不调,或久病入络,使气滞血瘀面部经络,气血痹阻,经脉不通,产生面痛。眼部痛主要属足太阳经病症;上颌、下颌部痛主要属手阳明经、足阳明经和手太阳经病症。

针灸选穴

主穴:四白、下关、地仓、攒竹、合谷、内庭、太冲。

◇风寒证

症状:患者有感受风寒史,面痛遇寒则甚、得热则轻,鼻流清涕。苔白,脉浮紧。

配穴:列缺。

◇风热证

症状:病处有灼热感,流涎,目赤流泪。苔薄黄,脉浮数。

配穴:曲池、外关。

◇气血瘀滞证

症状:患者多有外伤史,或病程日久,痛点多固定不移。舌暗或有瘀斑,脉涩。

配穴:内关、三阴交。

用针灸挽救你的脖子

颈椎病是增生性颈椎炎、颈椎间盘脱出以及颈椎间关节、韧带等组织的退行性改变刺激和压迫颈神经根、脊髓、椎动脉和颈部交感神经等而出现的一系列症候群。

中医认识

颈椎病多因年老体衰,肝肾不足,筋骨失养;或久坐耗气,劳损筋肉;

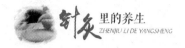
或扭挫损伤,气血瘀滞,经脉痹阻不通所致。

针灸选穴

主穴:大椎、天柱、后溪、颈夹脊。

◇风寒痹阻证

症状:夜寐露肩或久卧湿地而致颈背疼痛,肩臂酸痛,颈部活动受限,甚则手臂麻木发冷,遇寒加重,或伴形寒怕冷、全身酸痛。舌苔薄白或白腻,脉弦紧。

配穴:风门、风府。

◇劳伤血瘀证

症状:有外伤史或从事久坐低头职业者常出现颈项、肩臂疼痛,甚则疼痛放射至前臂,手指麻木,劳累后加重,项部僵直或肿胀,活动不利。舌质紫暗有瘀点,脉涩。

配穴:膈俞、合谷、太冲。

◇肝肾亏虚证

症状:颈项、肩臂疼痛,四肢麻木乏力,伴头晕眼花、耳鸣、腰膝酸软、遗精、月经不调。舌红,少苔,脉细弱。

配穴:肝俞、肾俞、足三里。

和竞技紧张说再见

竞技紧张包括比赛紧张和考试紧张等,是在竞技前或竞技过程中由于精神紧张出现的神经、消化、心血管等系统的一系列症状,常见于运动员和学生。

中医认识

竞技紧张的病因病机是七情内伤,情志偏盛,喜怒忧思太过,从而引

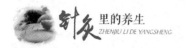

起脏腑功能失调。症状有头痛、头晕、心悸、失眠、嗜睡、纳差、腹痛、腹泻、出冷汗、气急、烦躁、手抖、肌肉震颤、倦怠乏力、注意力不能集中,甚则运动员在比赛中出现高血压、晕厥,学生在考前或考试中出现记忆力下降、书写困难、视力模糊、尿频尿急、晕厥等。

针灸选穴

主穴:百会、四神聪、神门、内关、三阴交。

针灸缓解胁肋疼痛

胁痛指以一侧或两侧胁肋部疼痛为主要表现的病症。胁肋,指侧胸部,为腋下至第十二肋骨部的总称。本病多见于西医学中的急性肝炎、慢性肝炎、胆囊炎、胆结石、胰腺炎、肋间神经痛、软组织扭挫伤及部分胸膜炎。

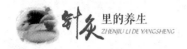
🍃 中医认识

胁肋为肝、胆经所过之处,所以,胁痛的产生主要在于肝胆。此外,尚与脾、胃的病变有关。不论是气滞、瘀血、湿热等实邪闭阻胁肋部经脉,或是精血不足,胁肋部经脉失养,均可导致胁痛。

🍃 针灸选穴

主穴:期门、支沟、阳陵泉、足三里。

◇肝气郁结证

症状:胁肋胀痛,走窜不定,疼痛每因情绪变化而增减,胸闷,喜叹息,得嗳气则舒,纳呆食少,脘腹胀满。苔薄白,脉弦。

配穴:行间、太冲。

◇瘀血阻络证

症状:胁肋刺痛,固定不移,入夜尤甚。舌质紫暗,脉沉涩。

配穴:膈俞、阿是穴。

◇湿热蕴结证

症状:胁肋胀痛,触痛明显,拒按,口干苦,胸闷,纳呆,厌食油腻,恶心呕吐,小便黄赤,或有黄疸。舌苔黄腻,脉弦滑而数。

配穴：中脘、三阴交。

◇**肝阴不足证**

症状：胁肋隐痛，绵绵不已，遇劳加重，咽干口燥，头晕目眩，两目干涩。舌红，苔少，脉弦细或细数。

配穴：肝俞、肾俞。

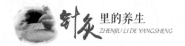

针灸缓解肩周炎的痛苦

　　肩周炎指肩部酸重疼痛及肩关节活动受限、强直的慢性非特异性炎症。女性发病率高于男性。本病早期以剧烈疼痛为主,功能活动尚可;后期则以肩部功能障碍为主,疼痛反而减轻。患者初病时单侧或双侧肩部酸痛,疼痛可向颈部和整个上肢放射,日轻夜重,患肢畏风寒,手指麻胀。肩关节呈不同程度僵直,手臂上举、前伸、外旋、后伸等动作均受限制。

中医认识

肩周炎的病变部位在肩部的经脉和经筋。患者因体虚、劳损、风寒侵袭,使经气不利而发病。肩部感受风寒,阻痹气血;或劳作过度、外伤,损及筋脉,气滞血瘀;或年老气血不足,筋骨失养而衰颓;皆可使肩部脉络气血不利,不通则痛。肩部主要归手三阳所主,内外因素导致肩部经络阻滞不通或失养,是本病的主要病机。

针灸选穴

主穴:肩髃、肩前、肩贞、阿是穴、阳陵泉。

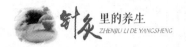
轻轻松松做针灸，
快快告别网球肘

网球肘是肘关节外上髁部疼痛，伴有伸腕和前臂旋转功能障碍的慢性劳损性疾病，多见于从事旋转前臂和屈伸关节的劳动者。本病起病缓慢，患者肘关节外侧逐渐出现疼痛，握物无力，用力握拳及做前臂旋转动作如拧毛巾时疼痛加剧，严重时疼痛可向前臂或肩臂部放射。肘关节活动正常，局部红肿不明显，在肘关节外侧，肱骨外上髁、肱桡关节或桡骨头前缘等处可找到一个局限而敏感的压痛点，在腕关节背伸时于手背加压可引起疼痛。

中医认识

网球肘主要由慢性劳损引起。前臂做反复拧、拉动作会使肘部伤筋受损,迁延日久或感受风寒,以致劳伤气血,阻滞经脉。

针灸选穴

主穴:阿是穴、曲池、肘髎、手三里、手五里。

配穴:前臂旋前受限者加下廉;前臂旋后受限者加尺泽;肘内侧疼痛加少海;肘尖疼痛加天井。

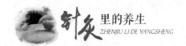
针
灸
止
呃
逆

呃逆,即打嗝,是指胃气上逆动膈,致喉间呃呃有声,声短而频,不能
自控的病症。相当于西医学的膈肌痉挛。除单纯性膈肌痉挛外,胃肠神
经症、胃炎、胃扩张、胃癌、肝硬化晚期、脑血管病、尿毒症、胃或食道术后
等亦可引起膈肌痉挛。

中医认识

呃逆病位在膈,基本病机为气逆动膈。本病多由饮食不当、情志不舒或突然吸入冷空气而引发。

针灸选穴

主穴:膈俞、内关、中脘、天突、膻中、足三里。

◇胃寒积滞证

症状:呃逆常因感寒或饮冷而发作,呃声沉缓有力,遇寒则重,得热则减。苔薄白,脉迟缓。

配穴:胃俞。

◇胃火上逆证

症状:呃声洪亮有力,冲逆而出,口臭烦渴,喜冷饮,尿赤便秘。苔黄燥,脉滑数。

配穴:胃俞。

◇肝郁气滞证

症状:呃逆常因情志不畅而诱发或加重,呃声连连,胸胁胀满。苔薄白,脉弦。

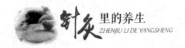

配穴:期门、太冲。

◇**脾胃阳虚证**

症状:呃声低沉无力,气不得续,脘腹不适,喜暖喜按,身倦食少,四肢不温。舌淡,苔薄,脉细弱。

配穴:脾俞、胃俞。

◇**胃阴不足证**

症状:呃声低微,短促而不得续,口干咽燥,饥不欲食。舌红,少苔,脉细数。

配穴:胃俞。

拯救敏感的湿疹肌肤

　　湿疹是一种呈多种形态、发无定处、易于糜烂流津的瘙痒性、渗出性皮肤病。本病具有对称分布、反复发作、易演变成慢性病等特点。男女老幼皆可发病，而以先天禀赋敏感者为多，急性者多泛发全身，慢性者多固定于某些部位。

中医认识

　　湿疹由禀赋不耐，风湿热邪客于肌肤而形成。湿邪是主要病因，涉及

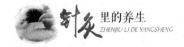

脏腑主要在脾。

针灸选穴

主穴:曲池、足三里、三阴交、阴陵泉、皮损局部。

◇湿热浸淫证

症状:发病急,可泛发全身各部,初起皮损潮红灼热、肿胀,继而粟疹成片或水疱密集,渗液流津,瘙痒不休,伴身热、心烦口渴、大便干、小便短赤。舌红,苔黄腻,脉滑数。

配穴:脾俞、水道、肺俞。

◇脾虚湿蕴证

症状:发病较缓,皮损潮红、瘙痒,抓后皮肤糜烂而有渗出物,可见鳞屑,伴纳少神疲、腹胀便溏。舌淡白胖嫩,边有齿痕,苔白腻,脉濡缓。

配穴:太白、脾俞、胃俞。

◇血虚风燥证

症状:病情反复发作,病程较长,皮损色暗或色素沉着,粗糙肥厚,呈苔藓样变,剧痒,皮损表面有搔痕、血痂和脱屑,伴头昏乏力、腰酸肢软、口干不欲饮。舌淡,苔白,脉弦细。

配穴:膈俞、肝俞、血海。

改善近视的针灸方

近视是以视近清楚、视远模糊为主要症状的眼病,属于屈光不正的一种。

中医认识

近视多由先天禀赋不足,后天发育不良,久视伤睛,肝血不足所致;或由过近距离夜读,书写姿势不当,照明不足,使目络瘀阻、目失所养所致。

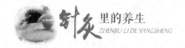
本病多发于青少年时期。

针灸选穴

主穴：睛明、承泣、四白、太阳、风池、光明。

◇肝肾亏虚证

症状：视物昏暗，头昏耳鸣，夜寐多梦，腰膝酸软。舌偏红，少苔，脉细。

配穴：肝俞、肾俞、太冲、太溪。

◇脾气虚弱证

症状：视物易疲劳，目喜垂闭，食欲缺乏，腹胀腹泻，四肢乏力。舌淡，苔白，脉弱。

配穴：脾俞、胃俞、足三里、三阴交。

◇心阳不足

症状：神疲乏力，畏寒肢冷，心烦，失眠健忘。舌淡，苔薄，脉弱。

配穴：心俞、膈俞、内关、神门。

远离慢性疲劳综合征的困扰

　　慢性疲劳综合征是指与长期过度劳累,包括脑力和体力疲劳、饮食生活不规律、工作压力和心理压力过大等精神、环境因素,以及应激等造成的神经、内分泌、免疫、消化、循环、运动等系统功能紊乱关系密切的综合征。其症状表现常见于中医学"头痛""失眠""心悸""郁证""眩晕""虚劳"等。

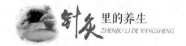
患者多表现为持续半年以上的虚弱疲劳,可见轻度发热,头晕目眩,肌肉疲乏无力或疼痛,咽痛不适,颈部淋巴结疼痛,失眠,健忘,精神抑郁,焦虑,情绪不稳定,注意力不集中等。患者卧床休息后不能缓解,影响正常的生活和工作。

中医认识

慢性疲劳综合征与肝、脾、肾的病变有关。病理机制在于劳累过度、情志内伤或复感外邪,致肝、脾、肾功能失调。

针灸选穴

主穴:百会、印堂、神门、太溪、太冲、三阴交、足三里。

通通老便秘法

便秘是指粪便干结坚硬或排出困难、排便次数减少的现象。患者排便次数明显减少，常伴有排便困难感，每 2~3 天或更长时间排便一次，无规律，粪质干硬。

中医认识

外感寒热之邪、内伤饮食情志、阴阳气血不足等均可使肠腑壅塞或肠失温润，大肠传导不利而产生便秘。

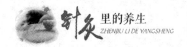
针灸选穴

主穴：天枢、大肠俞、上巨虚、支沟、照海。

◇**热秘**

症状：大便干结，腹胀腹痛，面红身热，口干口臭，小便短赤。舌红，苔黄燥，脉滑数。

配穴：合谷、曲池。

◇**气秘**

症状：大便秘结，欲便不得，腹痛累及两胁，排气或便后则舒，嗳气频作或喜叹息。苔薄腻，脉弦。

配穴：中脘、太冲。

◇**冷秘**

症状：大便秘结，腹部拘急冷痛，拒按，手足不温。苔白腻，脉弦紧或沉迟。

配穴：神阙、关元。

◇**虚秘**

症状：虽有便意但排便不畅，或数日不便但腹无所苦，临厕努挣乏力，心悸气短，面色无华。舌质淡，脉细弱。

配穴：脾俞、气海。

艾灸与养生

08

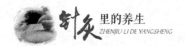
艾灸养生的神奇妙用

消除疲劳，改善睡眠

艾灸能够缓解疲劳，改善睡眠，主要用三个穴位：大椎穴、关元穴、足三里穴。

养颜润肤，纤体塑身

艾灸有针对性地施于有关面部容颜的人体经络特定穴位，使人体排出毒物，维持皮肤的保水、保湿功能，达到调理肌肤、养护肌肤的目的，让人感到由内到外的健康和自然美。

消除冷感，改善性功能

艾灸可温经通络，祛除虚寒毒素，养护卵巢，调养子宫附件，养护乳腺，亦可改善和调节男性性功能。

提高免疫力，防止衰老

艾灸能提高机体免疫力，增强机体代偿能力，从而强壮人体正气。大量对比研究显示，艾灸的调理效果比较明显，尤其在提高免疫力、抗疲劳、抗衰老及对人体的综合调理方面更为显著。

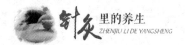

消除疲劳灸

现代社会竞争激烈,有很多人经常感到持续性的疲劳或疲劳感反复发作,经休息后也无明显改善,同时伴有低热、头痛、紧张、抑郁、焦虑、失眠、多梦、早醒、咽喉痛、肌痛、肩背腰部不舒服、关节酸痛、注意力不集中、胸部紧缩、兴趣淡漠、性功能减退等全身疲劳。现代医学把这种持续半年以上的一组症候群称为慢性疲劳综合征,中医学则将其归于"虚劳"病范畴。

灸法源流

中医学认为疲劳是一种虚症,是一种多脏器、多系统功能失调的疾病,其病因可归结为劳逸失宜、情志失畅、饮食失节、起居失常等,其根本病机为气机失调、气血不足、脏腑功能衰退,尤其是肝脾肾不足在慢性疲劳综合征的发生、发展中起着重要作用。在《黄帝内经·素问》中有这样的论述:"肝受血而能视,足受血而能步,掌受血而能握,指受血而能摄。""肝气虚,筋不能动。"在《黄帝内经·灵枢》中记载:"髓海不足,则脑转耳鸣,胫酸眩冒,目无所见,懈怠安卧。"可见,疲劳的本质在于"内虚",所以《扁鹊心书》认为虚劳类疾病"必用火灸,方可回生"。

灸法真传

健脾胃,益肝肾,补气血。

◇**足三里温和灸**:将艾条点燃后,靠近足三里穴熏灸,艾条距穴位约3 cm,如局部有温热舒适感觉,就固定不动,每次灸 10～15 分钟,以灸至局部稍有红晕为度,每日施灸 1 次。

◇**隔盐灸神阙(肚脐)**:患者仰卧,暴露脐部。取纯净干燥的食盐(以青盐为佳)适量,可炒至温热,纳入脐中,使与脐平。然后用艾绒做成底面

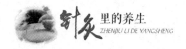

直径 2 cm，高 1.5～2 cm 的圆锥状艾炷，大约重 1g，点燃施灸，至患者稍感烫热，易炷再灸。每次灸 5 壮，每日一次，每次大约 20 分钟。

◇**三阴交温和灸**：将艾条点燃后，靠近足内踝上 3 寸的三阴交穴熏灸，艾条距穴位约 3 cm，如局部有温热舒适感觉，就固定不动，每次灸 10～15 分钟，以灸至局部稍有红晕为度，每日施灸 1 次。

日常调护

（1）生活要有规律，尽量避免熬夜。

（2）积极参加户外健身运动，使体育锻炼常态化。

（3）主动乐观地释放压力，减少不良情绪的积累。

（4）科学膳食，既保证营养充足，又避免营养失衡。

养颜美容灸

美丽的容颜既是人类追求的美好愿望，也是人体健康的外在表现。艾灸不失为一个好办法。

灸法源流

中医美容是在中医基础理论指导下，对人体进行调理，以达到美容目的的医学方法。"有诸内必形诸外"，机体内在的变化，必然会影响外在

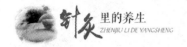
的形体肌肤。外在形神的改变,不仅是内在脏腑器官功能变化的一部分,也是脏腑气血虚衰的外在反映。《四诊抉微》说:"夫气由脏发,色随气华。"因此,脏腑气血虚衰,经络不充,皮毛无以荣养,必然枯槁、黯淡,呈现一派衰老之象。艾灸美容就是要使经络通畅,脏腑平和,气血充足,阴平阳秘。所以《圣济总录》概括中医美容的基本原则为"驻颜当以益气血为先"。

灸法真传

养气血,通经络,解瘀毒。

◇**足三里温和灸:**将艾条点燃后,靠近足三里穴熏灸,艾条距穴位约3 cm,如局部有温热舒适感觉,就固定不动,每次灸10~15分钟,以灸至局部皮肤稍红为度,每日施灸1次。

◇**三阴交温和灸:**将艾条点燃后,靠近足内踝上3寸的三阴交穴熏灸,艾条距穴位约3 cm,如局部有温热舒适感觉,就固定不动,每次灸10~15分钟,以灸至局部皮肤稍有红晕为度,每日施灸1次。

◇**合谷雀啄灸:**用清艾条点燃悬灸合谷穴,距穴位2~3 cm,往复做雀啄灸,直至局部皮肤温热、潮红为度,每次约10~15分钟,每日灸1次。

◇**太冲雀啄灸**:用清艾条点燃悬灸太冲穴,距穴位 2~3 cm,往复做雀啄灸,直至局部皮肤温热,潮红为度,每次施灸 10~15 分钟,每日灸 1 次。

灸法新义

经络穴位位于体表,行气血,润肌肤,美颜色,利用艾绒燃烧后发出的热效应,温阳散寒,疏通经脉,行气活血,内调脏腑,外荣肌肤,既注意局部,又重视整体,达到平衡。

日常调护

(1)美容要建立在自身健康美的基础上,内在健康美为本,外在修饰美为辅,不可本末倒置,甚至舍本逐末。

(2)应保持积极乐观向上的心态,加强营养和必要的锻炼。

(3)戒除烟酒、勿熬夜。

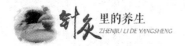

减
肥
降
脂
灸

肥胖病是指体内脂肪细胞数目增多或体积增大,脂肪堆积过多,体重超过标准体重的 20 % 以上的病理状态。肥胖已成为危害人类健康的重大疾病之一。肥胖造成大量脂肪的积累,机体负担加重,耗氧量增加,容易导致高脂血症、高血压、冠心病、糖尿病、脂肪性肝硬化、多囊卵泡综合征等疾病。

灸法源流

中医学认为肥胖者有三个特点：①身形肥胖；②多脂，皮厚；③血液较常人有所改变，血液黏稠，运行缓慢，这与现代医学的观点有许多相似之处。后世汪昂有"肥人多痰而经阻，气不运也"之说，陈修园亦云："大抵禀素之盛，从无所苦，惟是湿痰颇多。"肥胖病的直接原因虽为"饮食不节，入多于出"，导致脂肪在体内堆积，但其内在原因是脾、胃、肾三脏功能失调。

中医治疗肥胖多从益气健脾，化痰燥湿着手，又因脾病及肾，所以治疗肥胖多采用脾肾同治的方法。通过选用相应的穴位进行灸疗，逆转脾胃功能的异常，从而产生化脂降浊之功效，达到减肥的目的。

灸法真传

健脾胃，化痰湿，消积脂。

◇**中脘灸盒灸**：将灸条分成 3~5 cm 的小段，点燃后放入灸盒，置于腹部脐上 4 寸中脘穴处，每次灸 10~15 分钟，以灸至局部稍有红晕为度，隔日施灸 1 次。

◇**天枢灸盒灸**：将灸条分成 3~5 cm 的小段，点燃后放入灸盒，置于腹部肚脐旁天枢穴处，左右各一穴，每次灸 10~15 分钟，以灸至局部稍有

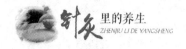

红晕为度,隔日施灸 1 次。

◇**足三里温和灸**:将艾条点燃后,靠近足三里穴熏灸,艾条距穴位约 3 cm,如局部有温热舒适感觉,就固定不动,每次灸 10~15 分钟,以灸至局部稍有红晕为度,隔日施灸 1 次。

◇**丰隆温和灸**:将艾条点燃后,靠近小腿肚丰隆穴处熏灸,艾条距穴位约 3 cm,如局部有温热舒适感觉,就固定不动,每次灸 10~15 分钟,以灸至局部稍有红晕为度,隔日施灸 1 次。

灸法新义

现代医学认为,运用中医理论和经络原理,采用艾灸刺激穴位,疏通经络,可整体调节人体脂肪代谢失衡,最终达到减肥的效果。

日常调护

(1)合理膳食,减肥期间忌食含糖量高的水果及油煎炸的食物。

(2)加强体育锻炼,改正不良习惯。

(3)严重的高血压、糖尿病、心脏病患者禁用艾灸减肥。月经期及感冒时,应暂时停止施灸。

(4)科学安排艾灸疗程,防止反弹。

强
心
健
脑
灸

随着年龄的增长，人体在形态结构和功能上会表现出退行性变化。大脑思维功能会下降，记忆力也会逐渐下降。

灸法源流

中医学认为，脑部为髓海，乃元神之府，是脏腑经络活动的主宰。《黄帝内经·素问》说："诸髓者，皆属于脑。"因此，肾精充足，髓海得养，脑发

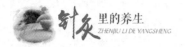
育健全,则思维敏捷,精力充沛;反之,肾精不足,髓海空虚,脑失所养,则健忘,反应迟钝。自古中医保健重视补髓填精,关元穴属任脉,位于下腹部,是人身元气所居之处。头为诸阳之会,百脉之宗,百会穴与脑密切相关,是调节大脑功能的要穴。百脉之会,贯穿全身。穴性属阳,又于阳中寓阴,故能通达阴阳脉络,连贯周身经穴,对于调节机体的阴阳平衡起着重要的作用。悬钟为髓会,益精填髓。

灸法真传

补精血,充脑髓。

◇**百会回旋灸**:将艾条的一端点燃,对准百会穴,距离皮肤 2～3 cm 处进行熏灸,以局部有温热感而无灼痛为宜,一般灸 10～15 分钟,至皮肤红润为度,隔日一次。注意应避免烧伤头发。

◇**关元隔姜灸**:取 0.2～0.4 cm 厚的鲜姜一块,用针刺数孔,盖于关元穴上,然后把中艾炷或大艾炷置于姜片上点燃施灸。每次 3～5 壮,隔日 1 次。

◇**悬钟回旋灸**:将艾条的一端点燃,对准外踝上 3 寸的悬钟穴,距离皮肤 2～3 cm 处进行熏灸,以局部有温热感而无灼痛为宜,一般灸 10～15 分钟,至皮肤红润为度,隔日一次。

灸法新义

现代医学表明,艾灸不仅可以明显改善脑部症状,而且能调节血清超氧化物歧化酶、血红蛋白、胆固醇、甘油三酯、血流变学、免疫球蛋白等参数,从而抑制或减缓脑功能的减退。

日常调护

(1)进行智力训练,勤于动脑,可延缓大脑老化。

(2)起居饮食规律,加强体育锻炼,防止脑供血不足。

(3)加强精神调养,保持良好的人际关系。

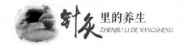
黑发防脱灸

不健康的头发,如脱发,头发花白、分叉等,虽然不痛不痒,不会给人的身体带来任何不适感,但却影响了人的外在形象,给人带来巨大的心理压力,甚至影响到人们的生活质量。其实,一定程度上的头发脱落是一种正常现象。用脑过度或者睡眠不佳的年轻人及老年人在洗发或者梳头时往往会有少数头发脱落,这不值得过分注意。但是如果这些现象经常发生,甚至有增无减,这时你就真的要重视啦。用艾灸乌发防脱是个好办法。

灸法源流

"发为血之余",头发的正常生理功能有赖于充足的气血滋养。中医学认为跟头发关系密切的主要是肾、肝、肺三脏。肾藏五脏六腑之精华,肾虚则精血不足,精血不足则导致头发缺少营养供应。肝肾两虚,气血不足,人体精微物质缺乏且运送精微物质的动力不足,位于人体最高处的头部自然难以得到滋养。此外,"肝郁气滞",精神层面的影响也不容忽视。情绪上的问题往往会影响到身体整体的气机运行,而人体的气血精微要想供应全身,靠的就是气的运行。所以,当气机运行出现问题,精微物质的供应发生阻碍时,头发的问题就有可能出现。用艾灸护发防脱,就要针对疾病的根本,调补肝肾,理顺肺气,滋养发根。

灸法真传

补肝肾,益精血,固肺气。

◇**头部回旋灸:**在头部发质退化处用切成薄片的鲜姜涂擦头皮、发根,使头皮部发热。然后用点燃的艾条在头部患处做回旋灸,每次大约20分钟,重点灸百会、头维、通天等穴。

◇**肺俞隔姜灸:**取 0.2~0.4 cm 厚的鲜姜一块,用针穿刺数孔,盖于后背肺俞穴上,然后把中艾炷或大艾炷置于姜片上点燃施灸。每次 3~5 壮,以灸至局部温热舒适,灸处稍有红晕为度。

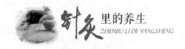

◇**膈俞隔姜灸**：取 0.2 ~ 0.4 cm 厚的鲜姜一块，用针穿刺数孔，盖于后背膈俞穴上，然后把中或大艾炷置于姜片上点燃施灸。每次 3 ~ 5 壮，以灸至局部温热舒适，灸处稍有红晕为度。

◇**肾俞隔姜灸**：取 0.2 ~ 0.4 cm 厚的鲜姜一块，用针穿刺数孔，盖于腰部肾俞穴上，然后把中或大艾炷置于姜片上点燃施灸。每次 3 ~ 5 壮，以灸至局部温热舒适、灸处稍有红晕为度。

灸法新义

现代医学证明，艾灸的热效应能够营养头皮神经，改善头皮发根处的微循环，促进毛囊供血，促进头发的养护和再生，有利于毛发的新陈代谢和色素的分布。同时，艾灸还能缓解脑部的紧张和压力，有利于睡眠。

日常调护

（1）生活作息一定要规律，应避免熬夜等不良习惯。

（2）少食油腻刺激性食物，戒烟酒。

（3）保持良好心态，处理好人际关系，加强体育锻炼。

（4）勤梳头，经常按摩头皮，有助于护发固发。

聪耳明目灸

　　耳聪目明是人体生命力旺盛的外在体现,当人体处于亚健康或疾病状态下,视觉和听觉往往会出现异常。比如,当人体处于疲劳、虚弱、病态、紧张或压力的状态下,会产生视物不清,听力下降,严重的甚至会出现失聪、失明。另外,随着年龄的增长,视力和听力也会下降,"年四十阳气衰而起居乏,五十体重,耳目不聪明矣"。

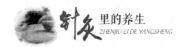
灸法源流

著名医家王焘在《外台秘要》中说:"凡人年三十以上,若不灸三里,令人气上眼暗……所以三里下气也"。这是说 30 岁以上的人,阳气逐渐衰弱,灸足三里可补气壮阳,不然会出现气短、两眼昏花等衰老现象。《绳墨》曰:"肾气充盛则耳聪,肾气虚败则耳聋,肾气不足则耳鸣",《黄帝内经·素问》说:"肝受血而能视"。所以,眼睛和耳朵的功能在于肝肾气血的充盈。

灸法真传

补肝肾,润眼睛,聪耳窍。

◇**涌泉雀啄灸:**将艾条的一端点燃,对准足心涌泉穴,距离皮肤 2 ~ 3 cm处进行一上一下的熏灸,以局部有温热感而无灼痛为宜,一般灸 10 ~ 15分钟,至皮肤红润为度,隔日一次。

◇**足三里温和灸:**将艾条的一端点燃,对准足三里穴,距离皮肤 2 ~ 3 cm 处进行熏灸,以局部有温热感而无灼痛为宜,一般灸10 ~ 15分钟,至皮肤红润为度,隔日一次。

◇**听会雀啄灸:**将艾条的一端点燃,对准耳前听会穴,距离皮肤 2 ~

3 cm 处进行一上一下的熏灸,以局部有温热感而无灼痛为宜,一般灸 10～15分钟,至皮肤红润为度,隔日一次。

◇**睛明雀啄灸**:患者戴眼罩。将艾条的一端点燃,对准睛明穴,距离皮肤2～3 cm 处进行一上一下的熏灸,以局部有温热感而无灼痛为宜,一般灸 10～15 分钟,至皮肤红润为度,隔日一次。避免灼伤眼睛。

日常调护

(1)注意用眼和用耳卫生,尽量避免长时间看电脑或用耳机。

(2)经常按摩眼周和耳郭能有效防止耳和眼部疲劳。

(3)避免过度性生活。

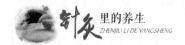
老年保健灸

健康长寿是每个人的愿望，借助中医学的灸火进行保健，实在是现代人长寿健康的秘诀。

灸法源流

灸法用于保健、抗衰老，古已有之，几千年来积累了宝贵的经验。中医学认为"人能顺天之五行六气者，可尽天年一百二十岁矣"，也就是说只要我们保健得法，是可以寿至天年的，即可以活到 120 岁，这与现代医学研究不谋而合。那么如何才能"尽天年而去"呢？我们的先人给出了很好的长生之法，就是经常灸一灸抗衰老的穴位。

> 人于无病时，常灸关元、气海、命门、中脘，虽未得长生，亦可保百余年寿矣。
>
> ——《扁鹊心书》

而且还告诉我们具体的方法：

> 人至三十，可三年一灸脐下三百壮；五十，可二年一灸脐下三百壮；六十，可一年一灸脐下三百壮。
>
> ——《扁鹊心书》

灸法真传

壮肾阳，健脾胃，益肺气。

◇**关元隔姜灸：**取 0.2～0.4 cm 厚的鲜姜一块，用针刺数孔，盖于关元穴上，然后把中艾炷或大艾炷置于姜片上点燃施灸。每次 3～5 壮，隔日 1 次，每月灸 10 次，最好每晚 9 时灸。每次以灸至局部温热舒适，灸处稍有红晕为度。

◇**足三里温和灸：**将艾条点燃后，靠近足三里穴熏灸，艾条距穴位约 3 cm，如局部有温热舒适感觉，就固定不动，每次灸 10～15 分钟，以灸至局

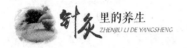
部稍有红晕为度,隔日施灸 1 次,每月灸 10 次。

◇**膏肓灸盒灸:**膏肓穴在脊柱区,第 4 胸椎棘突下,后正中线旁开 3 寸,主治虚劳及肺部病症。将灸条分成 3~5 cm 的小段,点燃后放入灸盒,置于后背膏肓处,每次灸 10~15 分钟,以灸至局部稍有红晕为度,隔日施灸 1 次,每月灸 10 次。

🌀 日常调护

(1)施灸贵在坚持,不烦不弃,日久才可能达到抗衰老的目的。

(2)灸后当天禁洗,避风,饮食清淡。

(3)老年人皮肤感觉减退,应注意防止烫伤。若出现灸疮要防止感染,特别是糖尿病患者。

(4)老年人容易患有多种疾病,如果感觉身体状况不佳,可以暂停或暂缓施灸。

女性护理灸

女性具有独特的生理特点,因而易患一些妇科疾病。保健灸可以改善月经期、孕产期、更年期不适,以及其他妇科疾患,还能够使女性焕发青春魅力,促进家庭和谐。

灸法源流

肾为先天之本,主生殖。肾气盛,则天癸(月经)至,胞宫才能开始正常的生理活动,性功能方可正常。肝藏血,主疏泄,性喜条达,而恶抑郁。

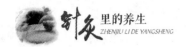
妇人行经、胎孕、分娩、哺乳皆以血为用。因此，中医学认为女性健康体现在一个"血"字上，也就是说女性保健灸必须要调血、活血、养血，要达到这个目的离不开肝肾和冲脉、任脉的健康调和。

灸法真传

补肝肾，调冲任，益气血。

◇**三阴交雀啄灸**：对准内踝上 3 寸的三阴交穴，距离皮肤 2～3 cm 处进行一上一下地熏灸，以局部有温热感而无灼痛为宜，一般灸 10～15 分钟，至皮肤红润为度，隔日一次。

◇**血海雀啄灸**：对准膝关节内上的血海穴，方法同上。

◇**神阙隔姜灸**：取 0.2～0.4 cm 厚的鲜姜一块，用针刺数孔，盖于肚脐处神阙穴上，然后把中艾炷或大艾炷置于姜片上点燃施灸。每次 3～5 壮，隔日 1 次。

日常调护

（1）对于女性而言，心理调适应放在首位。

（2）应注意女性生理期的卫生护理。

（3）应动静结合，注意锻炼和休息有机结合。

男性强壮灸

　　强健的体魄，是男性美的特征。环境污染、酗酒、吸烟、事业和家庭压力、滥用药物等因素均可造成男性性功能下降。盲目的补肾壮阳不仅不能恢复男性的自信，反而有损健康。男人们不如返璞归真，试试艾灸吧。

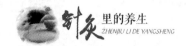

灸法源流

"五劳七伤,真阳衰惫"。中医学认为,肝主筋,足厥阴肝经绕阴器而行;肾藏精,主生殖,开窍于二阴;脾之经筋皆聚于阴器。宗筋强健有赖于肝、肾、脾精血之濡养。心乃君主之官,情欲萌动,阳事之举,必赖心火之先动。肝、肾、心、脾受损,气血阴阳亏虚是男性性功能下降的病理机制。灸善温补气血,能够振奋鼓舞脏腑阳气。

灸法真传

温肾阳,补气血,调情志。

◇**关元隔姜灸**:取0.2~0.4 cm厚的鲜姜一块,用针刺数孔,盖于关元穴上,然后把中艾炷或大艾炷置于姜片上点燃施灸。每次3~5壮,隔日1次。

◇**命门灸盒灸**:将点燃成段的艾条放入灸盒中,对准腰部命门穴施灸,以患者感觉温热舒适、略有灼热感为度,保持局部温热持续性刺激。每次施灸30分钟。

◇**三阴交雀啄灸**:将艾卷的一端点燃,对准内踝上3寸的三阴交穴,距离皮肤2~3 cm处进行一上一下的熏灸,以局部有温热感而无灼痛为宜,一般灸 10 ~ 15 分钟,至皮肤红润为度,隔日一次。

日常调护

(1)应保持健康的生活方式,戒除不良嗜好。

(2)性生活要和谐、适度。

(3)要拥有健康的精神生活,调畅情志。

(4)药补不如食补,食补不如锻炼。

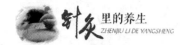

灸后调养

灸后休息要保障

灸后，尤其是重灸后必须保证充分休息，减少不必要的能量消耗。结合现代生活特点，主要应做到以下几点。

第一，尽量避免过度加班、熬夜等。

第二，每天上网、打游戏、看电视的时间不应超过两小时。

第三,每天睡眠时间应保持在八至十小时之间,充足高质量的睡眠是恢复生命活力的最佳途径。

第四,保持适度的性生活。

灸后锻炼要适度

"生命在于运动。"任何疗法也代替不了运动。但是,灸后运动量不宜过大,提倡以散步、打拳、静坐吐纳等舒缓的运动为主,贵在循序渐进,持之以恒。

灸后饮食要得当

艾灸之后由于人体元气消耗较大,所以很多人会在灸后出现疲乏和胃口大开的情况,应及时补充高质量的蛋白质,以恢复体力。但是切忌不加节制地摄入大量肥甘厚味,诸如油炸食品、海鲜、烧烤、甜点等食品,还要远离烟酒和辛辣、生冷之物,也就是中医常说的要"忌口"。一定要坚持以清淡、易消化食品为主,每餐以六七成饱为度,也可以少食多餐,尤其晚餐不能吃太多。中老年人常伴有高血压、高血脂和糖尿病,在饮食方面更要多加注意,管好自己的嘴,就是管好了健康。

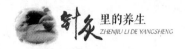

参 考 文 献

[1]孙国杰. 中医药学高级丛书·针灸学[M]. 2 版. 北京:人民卫生出版社,2011.

[2]张吉. 高等中医药院校教学参考丛书·针灸学[M]. 2 版. 北京:人民卫生出版社,2006.

[3]王宏才. 中国针灸交流通鉴·文化卷[M]. 西安:西安交通大学出版社,2012.

[4]王彤. 艾条里的养生经——图说艾灸[M]. 西安:西安交通大学出版社,2010.

[5]亨利·E·西格里斯特. 西医文化史 人文医学:医学知识入门[M]. 朱晓译。海口:海南出版社,2012.

[6]马继兴. 针灸学通史[M]. 长沙:湖南科学技术出版社,2011.

[7]《图说中医学史》编委会. 图说中医学史[M]. 南宁:广西科学技术出版社,2010.

[8]李欢旗. 针灸疗养养生研究[J]. 科技展望,2016,26(18):267,269.

[9]尹红博,吴富东. 古代针灸养生保健文献整理述略[J]. 山东中医药大学学报,2013,37(03):234 - 235.

[10]森和,矢野忠,郭义,等. 养生针灸对老年医疗的作用和意义[J]. 世界中西医结合杂志,2012,7(02):172 - 173,180.

[11]刘荣.论用中医的养生观指导针灸推拿防治亚健康[J].辽宁中医杂志,2008,(10):1577-1579.

[12]王健,王颖.针灸在养生中应用概况及思考[J].科技信息(科学教研),2007,(19):244.

[13]田华张,张春燕.针灸推拿在养生中的应用[J].吉林中医药,2006,(08):8-9.

[14]方宗畴.浅谈针灸养生及其五组穴位[J].江苏中医,1990,(10):21-22.